Shivlal Rawlani
Monika Rawlani
Sudhir Rawlani

Distúrbios Internos da Articulação Temporomandibular - Uma Revisão

Shivlal Rawlani
Monika Rawlani
Sudhir Rawlani

Distúrbios Internos da Articulação Temporomandibular - Uma Revisão

ScienciaScripts

Imprint

Any brand names and product names mentioned in this book are subject to trademark, brand or patent protection and are trademarks or registered trademarks of their respective holders. The use of brand names, product names, common names, trade names, product descriptions etc. even without a particular marking in this work is in no way to be construed to mean that such names may be regarded as unrestricted in respect of trademark and brand protection legislation and could thus be used by anyone.

Cover image: www.ingimage.com

This book is a translation from the original published under ISBN 978-620-2-05321-1.

Publisher:
Sciencia Scripts
is a trademark of
Dodo Books Indian Ocean Ltd. and OmniScriptum S.R.L publishing group

120 High Road, East Finchley, London, N2 9ED, United Kingdom
Str. Armeneasca 28/1, office 1, Chisinau MD-2012, Republic of Moldova, Europe
Printed at: see last page
ISBN: 978-620-7-73549-5

ÍNDICE

CAPÍTULO 1. INTRODUÇÃO

O diagnóstico e o tratamento das disfunções da articulação temporomandibular continuam a ser uma das áreas mais difíceis da medicina dentária. Os recentes desenvolvimentos na imagiologia possibilitaram avanços tanto no diagnóstico por imagem como na compreensão do mecanismo subjacente à disfunção da articulação temporomandibular. Com as capacidades de diagnóstico por imagem recentemente alargadas, o médico deve determinar qual a técnica que oferece a maior probabilidade de ajudar significativamente o diagnóstico e o tratamento. Os procedimentos de imagiologia podem ser utilizados no exame não só dos componentes ósseos, mas também dos componentes dos tecidos moles da articulação.

O termo disfunção da articulação temporomandibular (DTM) engloba um conjunto de problemas clínicos que envolvem a musculatura mastigatória, a articulação temporomandibular (componente óssea e de tecidos moles) e as suas estruturas associadas.

A disfunção sintomática da articulação temporomandibular (ATM) afecta 28% da população adulta, com uma percentagem menor, mas significativa, a sofrer de uma deficiência grave. O problema clínico é complexo, uma vez que a disfunção da ATM é multifatorial. Embora a maioria das ocorrências esteja relacionada com um desarranjo interno, muitas articulações são dolorosas secundárias a causas não discogénicas, tais como a dor referida por espondilose da coluna cervical superior e outras lesões ósseas inflamatórias e neoplásicas na vizinhança da ATM.

A etiologia do desarranjo interno é obscura, embora em 25% dos doentes seja evocada uma história de trauma, dos quais 30% das causas são iatrogénicas e resultam de procedimentos que necessitam de extensão da mandíbula, por exemplo - amigdalectomia, endoscopias e extração de dentes molares. Não é raro que o diagnóstico errado se prolongue por vários anos, particularmente durante a infância e a adolescência, devido a uma variedade de sintomas de apresentação mal compreendidos.

Como resultado, observam-se alterações degenerativas graves na ATM, mesmo em crianças. As principais causas de desarranjos internos são o trauma, a carga funcional anormal e a doença articular degenerativa. A parafunção pode ser um dos factores de iniciação e perpetuação que afectam principalmente os músculos mastigatórios e, em segundo lugar, a articulação.

Os desarranjos internos da ATM são descritos como perturbações na relação anatómica normal entre o disco e o côndilo ou como deslocamento do disco com ou sem redução. A deslocação do disco pode ocorrer em qualquer direção, anterior, posterior, medial ou lateral, sendo a deslocação anterior a mais comum. Esses desarranjos alteram a função normal da ATM e geralmente estão associados a sintomas como ruídos articulares, dor e limitação da amplitude de movimento ou desvio mandibular. Como resultado do desarranjo interno, podem ocorrer alterações degenerativas no tecido articular e perfuração do disco ou na junção entre o disco e o tecido retrodiscal.

As películas simples e os exames tomográficos são modalidades de rastreio úteis para a ATM. São valiosos para determinar a presença de alterações ósseas e lesões traumáticas nos componentes ósseos da articulação. Os achados negativos na radiografia simples são os mais frequentes, mas não confirmam a normalidade da articulação, uma vez que não fornecem informações sobre a presença ou ausência de doença dos tecidos moles. Estas técnicas são eficazes na deteção da forma do côndilo, do contorno da articulação e das alterações ósseas, incluindo o achatamento, a osteofitose, a esclerose e a erosão.

Comparações de técnicas indicam que a tomografia é superior à radiografia, mas requer um operador experiente, exige mais tempo de imagem e rende uma dose de radiação mais alta. No entanto, para determinar a posição do côndilo na fossa glenoide, a tomografia é a técnica ideal.

Outra informação útil que pode ser obtida na radiografia é a extensão da translação condilar na abertura máxima da boca. A restrição da translação anterior do côndilo na abertura máxima da boca implica que o côndilo não se translada até ao aspeto mais inferior da eminência articular. Isto sugere a interposição de tecido mole entre os componentes da articulação, o que pode indicar uma deslocação do disco sem redução, mas não é patognomónico. Portanto, esses métodos são ineficazes na avaliação do desarranjo interno da ATM. Todas as técnicas de imagem não são igualmente eficazes para cada uma das muitas condições que afetam a ATM.

A eficácia de qualquer exame imagiológico depende não só da sua adequação técnica, mas também da sua precisão diagnóstica, uma interação complexa entre a imagem e a pessoa que a interpreta. A imagiologia da ATM envolve a avaliação da integridade e das relações dos tecidos duros e moles, incluindo o côndilo mandibular, a fossa glenoide e a eminência articular do osso temporal, bem como o disco articular e a sua fixação.

Com o rápido progresso da técnica de imagiologia da ATM, pensa-se cada vez mais que a deslocação do disco está envolvida no desenvolvimento do desarranjo interno da ATM As técnicas de imagiologia convencionais e de rotina têm limitações quando utilizadas para o diagnóstico do desarranjo interno, uma vez que não podem fornecer qualquer informação sobre a posição do disco. Embora a artrografia da ATM possa, até certo ponto, ser útil, o facto de ser um procedimento invasivo não é muito popular.

Atualmente, a RM é considerada a modalidade ideal para a imagiologia da ATM em doentes com desordem temporomandibular, particularmente para os tecidos moles. O exame de rotina da ATM por RM consiste em imagens coronais e sagitais ponderadas em T1 com spin eco convencional e imagens sagitais ponderadas em T2 na posição de boca fechada e aberta.

CAPÍTULO 2. DESENVOLVIMENTO DA TMJ

A articulação temporomandibular é uma articulação livremente móvel entre o côndilo da mandíbula e a porção escamosa do osso temporal na base do crânio. A articulação bilateral da mandíbula com o crânio implica que as articulações temporomandibulares esquerda e direita devem atuar como uma unidade única.

Tanto os componentes ósseos como os tecidos moles da ATM trabalham em coordenação uns com os outros. Os componentes ósseos da ATM consistem, inferiormente, no côndilo mandibular e, superiormente, na fossa glenoide (mandibular) côncava e no tubérculo articular convexo, ambos formados pela parte escamosa do osso temporal. Ao contrário das outras articulações diartroidianas, a ATM não é totalmente encapsulada, pois anteriormente fornece a inserção para os músculos pterigóides laterais. Devido a esta arquitetura particular, a ATM é mais propensa a desenvolver alterações patológicas que conduzem a perturbações da ATM.

Os distúrbios da articulação temporomandibular têm etiologia multifatorial, incluindo causas de desenvolvimento e adquiridas. Para um diagnóstico adequado/perfeito, o desenvolvimento normal e as variações anatómicas devem ser considerados.

Desenvolvimento embriológico da articulação temporomandibular

Verificou-se que as estruturas da articulação temporomandibular são originárias de dois blastemas diferentes. Eles estão situados a uma distância relativamente grande um do outro e crescem em ritmos diferentes. São eles, respetivamente, o blastema condilar e o blastema temporal. O blastema condilar evolui para contribuir para a formação da cartilagem condilar, da aponeurose do músculo pterigóideo externo, do disco e dos elementos capsulares da articulação. O blastema temporal desenvolve-se nas estruturas articulares do nível superior. **(Fig.1)**

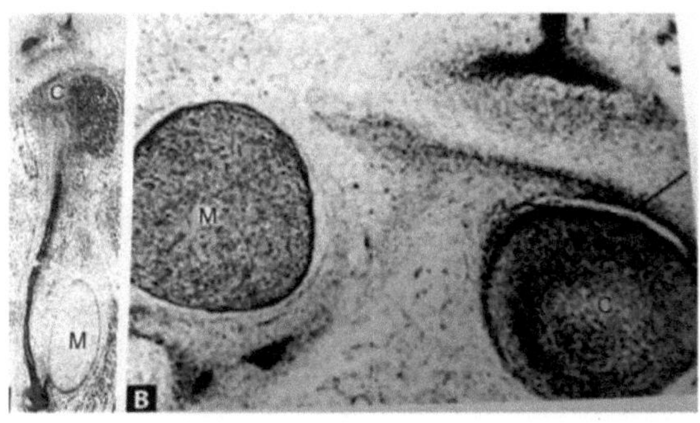

Fig.1. Blastema condilar e blastema temporal

O blastema condilar forma-se na extremidade distal da mandíbula, ou dentário. O dentário começa a ossificar no tegumento sinfisário por volta da sétima semana de vida fetal, aproximadamente no estágio de 19 mm de desenvolvimento fetal. Por volta da oitava semana, ou seja, na fase de 22 mm do desenvolvimento fetal, uma quantidade significativa de osso foi depositada numa forma de placa lateral à cartilagem de Meckel. A cartilagem de Meckel estende-se desde a linha média até ao queixo em desenvolvimento e ao ouvido médio em desenvolvimento. É aqui, na região do ouvido médio, que o martelo e provavelmente a bigorna se desenvolvem como extensão posterior da cartilagem de Meckel. **(Fig.2)** A porção intermédia da cartilagem de Meckel desaparece, mas a sua bainha permanece para persistir na formação do ligamento maleolar anterior e do ligamento esfenomandibular.

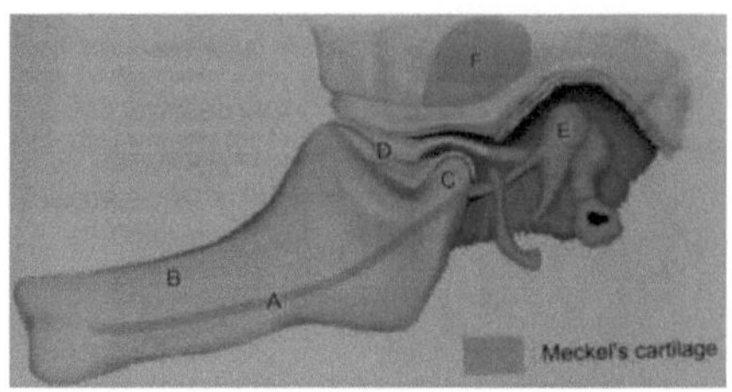

Fig. 2 Cartilagem de Meckel

Quando o embrião atinge o estágio de 24 mm, os músculos pterigoide e masseter se diferenciam. Na borda superior do músculo pterigóideo externo e logo mesial ao músculo masseter, há uma camada de mesênquima que é a analagem do disco articular.

A cartilagem condilar torna-se uma estrutura evidente por volta da décima primeira semana. Está localizada na extremidade superior da borda posterior da mandíbula em desenvolvimento. À medida que o côndilo continua a crescer, a sua superfície articular muda de forma. A cartilagem condilar molda a superfície articular do côndilo num hemisfério no estádio de 50 mm do desenvolvimento embrionário. Na mesma fase, o disco articular achatou-se e o plano das superfícies articulares sofreu um desvio de 45 graus. As cavidades articulares ainda não estão completamente formadas e o disco e o côndilo não estão em contacto com o osso temporal.

No estágio de 55 mm, a cabeça condilar produz uma cabeça óssea, que amadurece em cartilagem condilar no estágio de 65 mm. Esta cartilagem condilar inicia a ossificação no estádio de 85 mm, após o que forma o centro de crescimento da mandíbula. Às 13th semanas de vida embrionária (90 mm), a cavidade articular inferior está razoavelmente bem formada à volta da superfície superior do côndilo mandibular. A parte superior da cavidade articular também está a tornar-se uma entidade distinta durante este período.

Quando o desenvolvimento fetal atinge a 15ª semana, o mesênquima vascular da cartilagem do côndilo pode ser visto a quebrar-se. Nesta fase, ambas as cavidades articulares estão formadas. A diferenciação continua anteriormente para chegar a um ponto de articulação completa no estádio de 155 mm e os elementos da articulação estão completamente formados no estádio de 190 mm. De acordo com Baume, a diferenciação completa de todos os elementos articulares ocorre no quarto mês de vida fetal.

Kitamura descreveu o desenvolvimento da inervação da articulação. A articulação é inervada pelos ramos do nervo auriculotemporal, do nervo masseter e do nervo temporal profundo posterior, que são os ramos da porção mandibular do nervo trigémeo. A partir do quarto mês fetal, as fibras nervosas podem ser observadas na cápsula articular. Elas parecem atingir o disco articular por volta do quinto mês. No sexto mês, pode ser observada a distribuição mais ampla no côndilo e no disco. A maioria das terminações nervosas da articulação temporomandibular fetal são terminações nervosas livres, com algumas encapsuladas, observadas ao redor da articulação. **(Fig.3)**

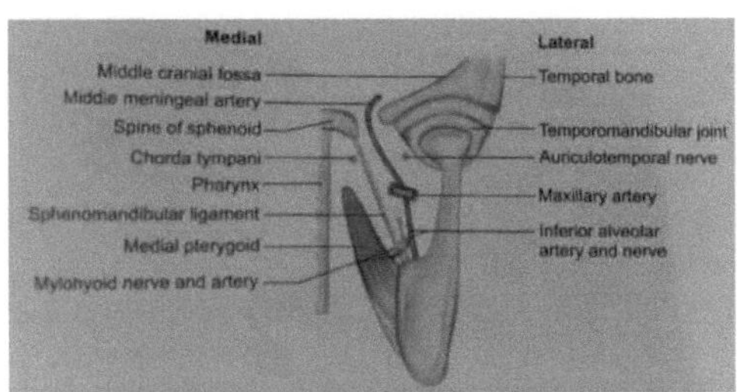

Fig. 3 Desenvolvimento da inervação da articulação

Desenvolvimento cronológico da ATM:

A.NASCIMENTO

1. A articulação apresenta os componentes estruturais da articulação do adulto, mas fica paralela ao plano oclusal em vez de ficar vários mm acima dele, como no adulto.

2. A eminência articular está posicionada inferiormente; a fossa é relativamente plana e a articulação funciona como um sistema de dobradiça pura, sem translação.

3. Ao longo da vida fetal, as superfícies articulares fibrosas e o disco interpostos são vascularizados e inervados. Isto desaparecerá à medida que a função induz a compressão do disco entre o côndilo e o osso temporal.

B.Capuz de criança

1. Com a oclusão da dentição decídua aos três anos de idade, é exercida pressão sobre a articulação, o que resulta na alteração da não vascularização das superfícies articulares. Antes dos três anos de idade, uma queda ou outro traumatismo da articulação resulta frequentemente numa hemartrose e numa possível anquilose fibrosa.

CAPÍTULO 3. ANATOMIA DA ARTICULAÇÃO TEMPOROMANDIBULAR

A articulação temporomandibular, também conhecida como articulação da mandíbula ou articulação mandibular, é uma variedade elipsoide de articulação sinovial; as articulações direita e esquerda formam uma articulação bicondilar (Williams et al 1999). As características comuns das articulações sinoviais exibidas por esta articulação incluem uma cápsula fibrosa, membrana sinovial, fluido e ligamentos adjacentes resistentes. No entanto, as características que a diferenciam e a tornam única são o facto de as superfícies articulares serem cobertas por fibrocartilagem em vez de cartilagem hialina e de os movimentos serem guiados não só pela forma dos ossos, músculos e ligamentos, mas também pela oclusão dos dentes. A articulação bilateral da mandíbula com o crânio implica que as ATMs esquerda e direita devem atuar como uma unidade única.

Os diferentes componentes anatómicos das articulações da MT são os seguintes

1. Componentes ósseos.

Os componentes ósseos da ATM consistem em

- Côndilo mandibular, inferiormente e

- A fossa glenoide e a eminência articular, superiormente.

2. Componentes dos tecidos moles das articulações

- O disco articular (menisco articular, fibrocartilagem interarticular)

- A membrana sinovial.

- A cápsula articular (ligamento capsular)

- O ligamento temporomandibular (ligamento lateral)

- O ligamento esfenomandibular (ligamento interno)

- O ligamento estilomandibular.

3. Fornecimento de sangue

Os ramos temporais profundos e massetéricos da artéria maxilar e os ramos da artéria temporal superficial, que surgem da artéria carótida externa, irrigam a ATM. Os vasos sanguíneos rodeiam a articulação numa rede de ramos finos. A drenagem venosa é efectuada através dos plexos venosos temporal superficial, maxilar e pterigoide.

4. Inervação da ATM

A cápsula da ATM é inervada por um grande ramo do nervo auriculotemporal. A região anterior da articulação é inervada pelo nervo massetérico e pelo nervo temporal profundo posterior. A inervação sensorial da ATM também parece ser feita através do quinto nervo craniano. As fibras nervosas seguem principalmente o suprimento vascular e terminam como terminações nervosas livres. Assim, a cápsula, o tecido subsinovial e a periferia do disco são inervados. A cartilagem articular e a parte central do disco não contêm nervos. Tanto os nervos mielinizados quanto os não mielinizados são observados na ATM. A zona bilaminar retrodiscal tem um rico suprimento neurovascular e é a fonte de propriocepção.

Componentes ósseos

Côndilo mandibular:

Coroa o colo da mandíbula. Tem uma forma elíptica e assemelha-se a uma grande azeitona orientada horizontalmente. O pólo lateral do côndilo está localizado aproximadamente 1-1,5 cm abaixo da pele. Cada côndilo mandibular mede em média 20 mm mediolateralmente e 10 mm anteroposteriormente. Os ângulos horizontais longos dos côndilos mandibulares convergem geralmente em direção posterior. O ângulo entre o longo eixo horizontal do côndilo e o plano frontal tem um valor médio de 15°.

O componente temporal da ATM:

É constituída pela fossa glenoide (mandibular) côncava e pelo tubérculo articular convexo, ambos formados pela parte escamosa do osso temporal. A parte temporal da articulação mede cerca de 23 mm, tanto em largura mediolateral como em comprimento anteroposterior, e é medida tendo como margens as fixações capsulares. Medialmente, a fossa estreita-se consideravelmente e é fechada por uma placa óssea que impede que o côndilo seja deslocado medialmente. **(Fig.4)**

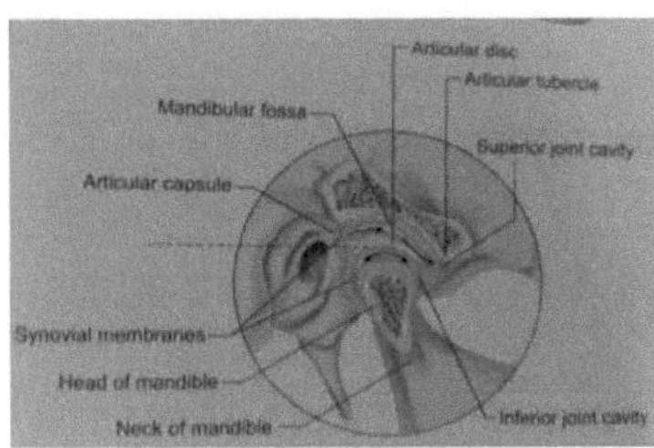

Fig.4. Componentes ósseos da ATM

Componentes dos tecidos moles

Disco articular

O disco articular situa-se entre o côndilo da mandíbula e a fossa mandibular. É concavo-convexo na sua superfície superior para se adaptar à forma da fossa mandibular e do tubérculo articular (eminência articular). O disco divide a articulação em duas cavidades. **(Fig.5)**

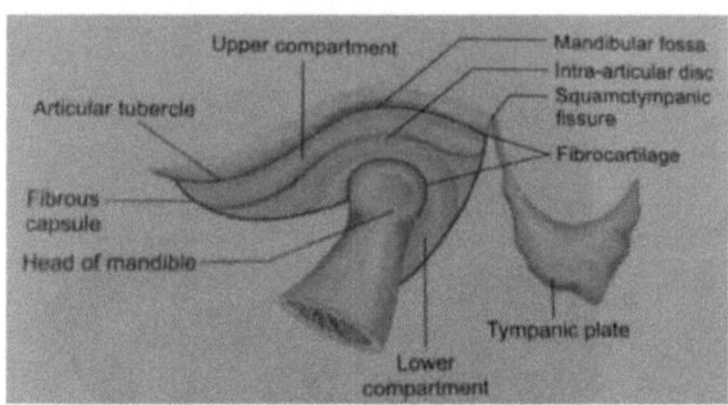

Fig. 5 ATM normal com componente de tecido mole

Cápsula articular

A cápsula articular está ligada à circunferência da fossa mandibular e estende-se para baixo para se ligar ao colo do côndilo da mandíbula. É constituída por um invólucro fino e solto.

Ligamento temporomandibular

O ligamento temporomandibular está ligado superiormente à superfície lateral do arco zigomático e à eminência articular e, inferiormente, à superfície lateral e ao bordo posterior do colo da mandíbula. Este ligamento reforça a articulação e impede movimentos laterais extensos da mandíbula para a frente e para trás.

Ligamento esfenomandibular:

O ligamento esfenomandibular é uma banda fina e plana, desde a espinha do esfenoide até à lingual da mandíbula no forame mandibular. O músculo pterigóideo externo é lateral a este ligamento. Os vasos maxilares passam inferiormente entre o colo da mandíbula e lateralmente ao ligamento esfenomandibular. O músculo pterigóideo interno está associado à sua superfície medial.

Ligamento estilomandibular:

O ligamento estilomandibular é considerado um ligamento acessório e passa do processo estiloide para o ângulo e a porção posterior do ramo da mandíbula. Este ligamento separa o músculo masseter e o músculo pterigoide interno.

Ligamento de Pinto:

O ligamento mandibular-maleolar (ligamento de Pinto) encontra-se a ligar o colo e o processo anterior do martelo à parte medioposteriosuperior da cápsula, ao disco interarticular e ao ligamento esfenomandibular.

Músculos da Mastigação:

Os músculos que foram designados como músculos da mastigação são os:

-Masseter

-Temporalis

-Pterigoide medial

-Pterigoide lateral

Estes músculos têm origem no osso do crânio e ligam-se à mandíbula. Estes músculos estão envolvidos nos movimentos mastigatórios e não mastigatórios da mandíbula. Como grupo de músculos, os músculos mastigatórios desempenham várias funções, dependendo da sua posição e do tipo de atividade que ocorre. Estes músculos funcionam em conjunto com o supra-hióideo, o infra-hióideo e outros grupos musculares para produzir movimentos. (Fig.6a, b,c&d)

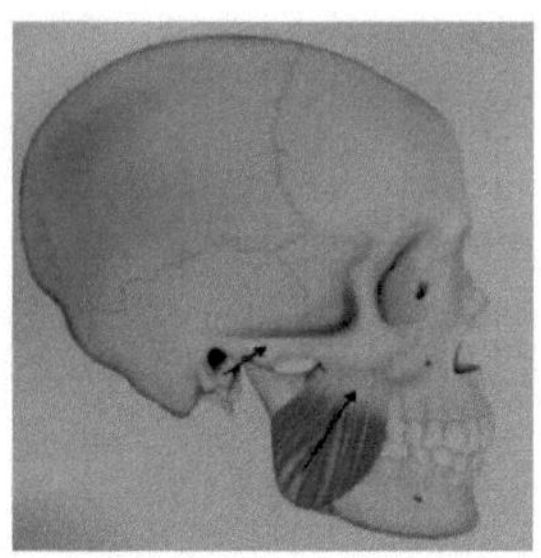

Fig. 6a Masseter muscle

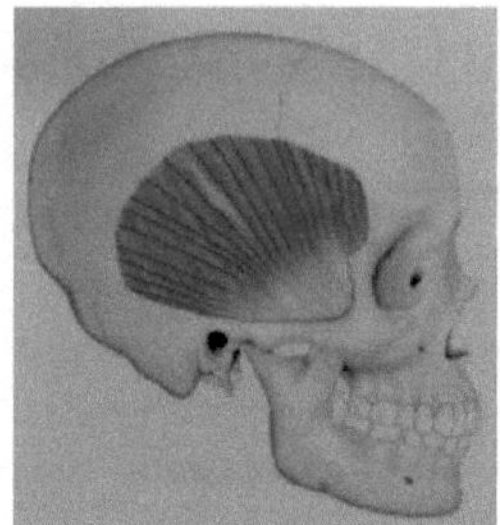

Fig. 6b Temporalis

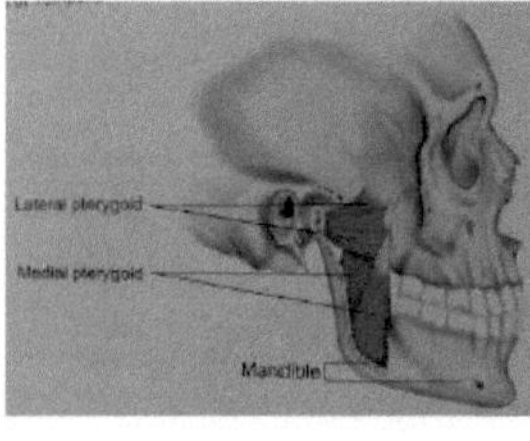

Fig. 6c Medial Pterygoid

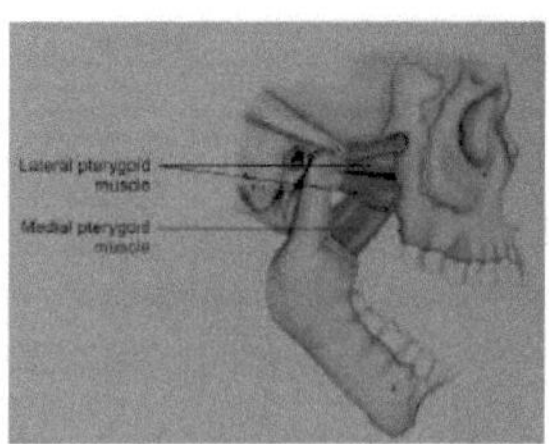

Fig. 6d Lateral Pterygoid

Função normal das articulações

A. A articulação em repouso e os movimentos de boca aberta representam 90 por cento da atividade normal da articulação. Durante a posição de boca aberta, o músculo pterigoide lateral superior está inativo e a lâmina retrodiscal superior está relaxada.

B. Durante o repouso, os músculos elevadores estão relaxados e há pouco movimento do disco para o manter corretamente posicionado entre os ossos.

C. Na posição fechada, o disco é rodado ligeiramente para a frente na cabeça do côndilo devido ao tónus muscular normal da cabeça superior do pterigoide lateral em conjunto com uma falta de tensão na lâmina retrodiscal superior.

D. Durante o movimento de translação anterior, não há aumento do tónus muscular do ventre superior do pterigoide lateral, enquanto a tensão na lâmina retrodiscal superior aumenta. O disco rodará posteriormente sobre a cabeça do côndilo. A cabeça superior do músculo pterigoide lateral está inativa. A lâmina retrodiscal superior é esticada. A contração prematura da cabeça superior do músculo pterigóideo lateral é uma das causas da deslocação anterior do disco. Isto é normalmente evitado por: 1) Ligamentos colaterais intactos, 2) Contorno do disco articular, e 3) Função muscular coordenada.

ArticularDisc:

O disco articular situa-se entre o côndilo da mandíbula e a fossa mandibular. É concavo-convexo na sua superfície superior para se adaptar à forma da fossa mandibular e do tubérculo articular (eminência articular). A superfície inferior é côncava sobre o côndilo. Os bordos exteriores estão ligados ao ligamento da cápsula articular. O disco divide a articulação em duas cavidades. As membranas sinoviais revestem as duas cavidades acima e abaixo do disco articular. A cavidade superior é a maior das duas.

O tecido intra-articular é constituído por várias partes designadas, das quais apenas algumas podem ser descritas como disco propriamente dito. De posterior para anterior, o tecido intra-articular foi dividido em tecido retrodiscal [lamela superior e lamela inferior] incluindo a fixação posterior, o disco incluindo a banda posterior, a zona intermédia e a banda anterior e, finalmente, a fixação anterior.

A estrutura grosseira do disco normal é bicôncava e preenche completamente a cavidade articular, proporcionando apenas um espaço potencial entre ele e as superfícies articulares. O disco está ligado medial e lateralmente à cabeça do côndilo, onde forma uma junção com as paredes medial e lateral da cápsula e os seus ligamentos. Estes ligamentos permitem a rotação do disco através da superfície articular do côndilo numa direção anterior e posterior, enquanto restringem os movimentos mediais e laterais.

Anteriormente, a cápsula, o disco e o côndilo misturam-se com os tendões do músculo pterigoide lateral. A cabeça superior do pterigoide lateral, com exceção de alguns filamentos, está fixada ao disco, enquanto a grande cabeça inferior está inserida no colo do côndilo. Entre a inserção e imediatamente antes da cápsula encontra-se a almofada adiposa do pterigóideo lateral.

Posteriormente ao disco estão os tecidos retrodiscais. O tecido retrodiscal liga-se ao bordo posterior do disco articular e preenche o espaço entre o disco e a parede posterior da cápsula. Trata-se de uma zona bilaminar. A sua lamela superior está ligada à margem posterior da fossa glenoide na fissura escamotímica e é composta por tecido fibroelástico.

Esta lamela tem a qualidade de elasticidade, que contraria a tração para a frente do músculo pterigóideo lateral superior sobre o disco articular. A lamela retrodiscal inferior liga-se anteriormente ao disco articular e posteriormente, logo abaixo da margem posterior da faceta articular condilar. É diferente da lamela superior porque é composta principalmente por fibras de colagénio, o que a torna não elástica. Esta lamela funciona como um ligamento de controlo que limita passivamente a rotação para a frente do disco sobre o côndilo.

O corpo do tecido retrodiscal é constituído por tecido conjuntivo frouxo, altamente vascularizado e inervado. A membrana sinovial cobre as lamelas superior e inferior. A área entre as lamelas é preenchida por tecido fibro-gorduroso frouxo, ricamente penetrado por um plexo venoso, de modo a fornecer um tecido macio e flexível, que pode ser atraído para a região desocupada pelo côndilo durante as suas excursões funcionais. O tecido retrodiscal é um dos principais contribuintes para o metabolismo do líquido sinovial, que é essencial para o funcionamento normal da articulação sinovial. Assegura a livre troca metabólica, a nutrição e a lubrificação das superfícies articulares das articulações superiores e inferiores, quer em repouso quer durante o movimento de translação.

O disco, juntamente com os seus anexos, separa completamente o mini espaço em duas cavidades revestidas de sinóvia, nomeadamente o espaço articular superior [temporodiscal] e o espaço articular inferior [condilodiscal].

O espaço articular superior é delimitado superiormente pelo tecido conjuntivo que cobre a fossa glenoide, a eminência e a superfície articular infratemporal e inferiormente pela superfície superior do tecido retrodiscal e do disco. O espaço articular inferior é delimitado superiormente pelo disco e pelo tecido retrodiscal e inferiormente pelo tecido conjuntivo fibroso que cobre a cartilagem do côndilo.

O espaço articular superior tem um volume médio de 1,2 ml e o espaço articular inferior tem um volume médio de 0,9 ml.

O disco propriamente dito é constituído por três regiões elipsóides transversais: Banda anterior, zona intermédia e banda posterior, com uma média de 2,0, 1,1 e 2,8 mm, respetivamente. Estes componentes têm em comum o tecido conjuntivo fibroso denso como principal componente estrutural. O disco articular é composto por tecido fibroso denso, não vascularizado e não inervado, exceto nas áreas periféricas que não suportam pressão. A natureza fibrosa e a vascularização limitada do disco sugerem uma capacidade reparadora limitada.

Forma do disco:

A estrutura grosseira do disco normal é bicôncava e preenche completamente a cavidade articular. De acordo com **Junniper**, as ilustrações bidimensionais não transmitem a forma do disco, uma vez que, numa ilustração bidimensional, apenas é visível o aspeto anterioposterior ou mediolateral. A forma do disco foi descrita como um boné de jóquei, com o bordo do boné a formar a sua fixação ao côndilo e o pico a fornecer a fixação do tendão do músculo pterigoide lateral. **(Fig.7)**

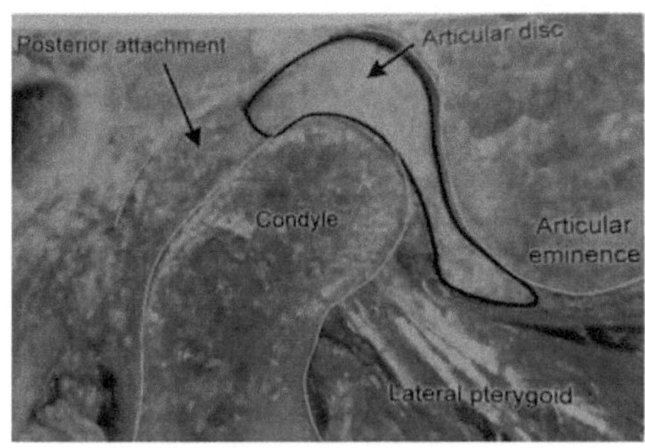

Fig. 7 Forma do disco

Segundo **Jagger**, o disco visto de cima parece ter forma de pera e foi descrito como semelhante a um boné de estudante, cobrindo e estendendo-se para a frente do côndilo, para se relacionar com a eminência articular do componente temporal.

Contorno do disco

O contorno do disco impede movimentos de deslizamento linear entre o disco e o côndilo sem inibir o movimento rotatório. É a margem posterior mais espessa do disco que impede a deslocação linear do disco anteriormente. É a margem anterior mais espessa do disco que impede a deslocação linear do disco posteriormente. Por conseguinte, é o contorno do disco que faz com que o disco e o côndilo se desloquem em conjunto sem deslocação. O contorno normal do disco também converte as forças de tração linear no disco em movimento de rotação em torno do seu eixo de articulação. Assim, a tração linear anterior exercida pelo músculo pterigoide lateral superior roda o disco anteriormente; a tração posterior exercida pela lâmina retrodiscal superior roda o disco posteriormente. A perda do contorno do disco permite que estas forças causem um movimento de deslizamento linear anormal entre o disco e o côndilo, em vez da rotação do disco em torno do seu eixo de articulação. **(Fig.8)**

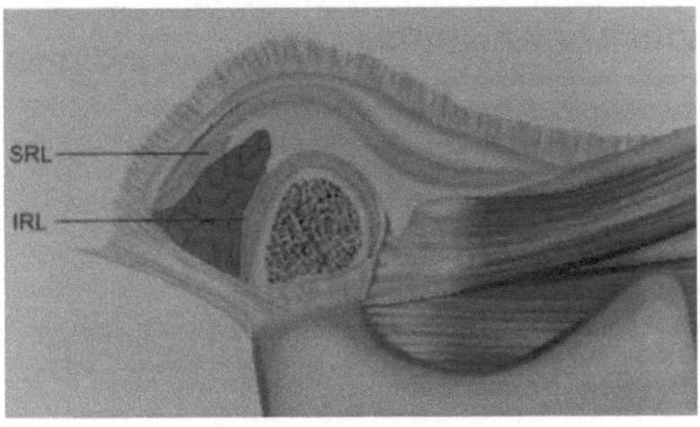

Fig. 8 Contorno do disco

Histologia do disco articular:

Todos os tecidos moles intra-capsulares são, em certa medida, colagénicos. Como os componentes ósseos da articulação são de origem dérmica, as cartilagens articulares, incluindo o disco, são, por definição, fibrocartilagem. Dentro das sub-divisões anatómica e funcionalmente distintas do disco articular, existem diferenças significativas na organização do colagénio e quantidades variáveis de proteoglicanos sulfatados presentes.

Banda Discal Posterior:

As fibras de colagénio constituem a maior parte da banda posterior, mas os proteoglicanos também estão visivelmente presentes. As fibras de colagénio da banda posterior estão orientadas em todos os planos, mas uma parte notável está orientada mais ou menos paralelamente ao eixo condilar transversal.

Banda Discal Anterior:

Os proteoglicanos parecem estar menos concentrados na banda anterior do disco. As fibras de colagénio formam aqui uma malha que recebe uma parte da inserção do tendão da cabeça superior do músculo pterigóideo lateral.

Zona Discal Intermédia:

Na região central da zona intermédia, as fibras colagénicas estão organizadas em feixes que se situam geralmente no plano da zona, ramificando-se, em certa medida, superior, inferior e lateralmente para se juntarem a fascículos adjacentes. A orientação média é aproximadamente perpendicular ao eixo transversal do disco. O conteúdo de proteoglicanos é menor do que o das bandas anterior e posterior. Estruturalmente e histologicamente, a zona intermédia assemelha-se a tecido tendinoso.

Tecido Retrodiscal:

Os tecidos retrodiscais também são colagénicos, mas as fibras são muito menos densamente compactadas do que as do disco e são geralmente inervadas e vascularizadas. A fixação posterior do disco contém elastina e a sua parte superior, em particular, pode ser consideravelmente alargada quando o côndilo está sub-luxado.

Funções do disco articular:

* O disco articular tem as seguintes funções

* Absorção dos choques, protegendo assim as superfícies articulares.

* Aumenta a congruência entre as superfícies articulares, aumentando assim a estabilidade da articulação. O disco adapta-se às curvaturas variáveis ou às diferentes partes das superfícies articulares, que se envolvem em vários planos de movimento.

* Evita o deslizamento indevido para a frente.

* Uma ação de rolamento de esferas.

* Permite uma combinação de diferentes movimentos na articulação, dividindo a articulação em compartimentos e permitindo que os elementos ósseos se movam independentemente no disco.

* Distribuição do peso pela articulação, aumentando a área de contacto, o que pode

evitar o desgaste.

• Contribuir para a lubrificação da articulação.

Relação entre o côndilo e o disco articular:

Na anatomia sagital da articulação normal, a banda posterior ocupa a área de concavidade máxima da fossa articular. A extensão anterior deste tecido, que se afina rapidamente [zona intermédia], situa-se ao longo da vertente posterior [inclinação] da eminência articular. A zona intermédia expande-se anteriormente para a banda anterior que está subjacente à superfície articular infratemporal. O espessamento do disco conhecido como banda posterior situa-se numa posição de aproximadamente 12.00 a 1.00 horas em relação à cabeça do côndilo.

Anatomia funcional:

Diz-se que o espaço articular acima do disco articular está associado a movimentos de deslizamento anteriores, enquanto o espaço articular abaixo do disco está associado a movimentos de dobradiça. Quando o complexo côndilo-disco se translada para baixo da eminência articular [abertura da boca], o disco roda posteriormente sobre o côndilo. A lâmina retrodiscal superior permite que o complexo côndilo-disco se desloque para a frente sem danificar os tecidos retrodiscais. Durante a abertura total da boca, a lâmina retrodiscal superior é totalmente esticada e produz uma força de retração posterior no disco.

Durante a abertura e o fecho, o disco e o côndilo movem-se em conjunto, não devido a ligações ligamentares, mas devido a duas características fundamentais: a morfologia do disco e a pressão intra-articular [pressão entre as superfícies articulares]. Como existe sempre um certo grau de pressão intra-articular, o côndilo mantém-se na zona intermédia mais fina do disco. Os bordos anterior e posterior do disco, mais espessos, obrigam o disco a transladar com o côndilo durante a abertura e o fecho da boca. É, portanto, a morfologia do disco que o obriga a deslocar-se com o côndilo. Se houver uma alteração da pressão inter-articular ou uma alteração da morfologia do disco, o movimento côndilo-disco pode ser alterado.

A Bomba Retrodiscal:

O tecido retrodiscal é constituído por tecido conjuntivo fibroso frouxo do tipo areolar, intercalado por grandes seios venosos e numerosas pequenas artérias e arteríolas. Os espaços revestidos por endotélio [seios venosos] estão colapsados na posição de mandíbula fechada. Expandem-se quando a cabeça do côndilo e o disco articular se posicionam anteriormente na fase de translação da abertura da mandíbula. Nesta situação, o tecido retrodiscal abraça a fossa glenoide e o aspeto posterior do côndilo.

O enchimento inicial do plexo de tecido retrodiscal pode dever-se, em parte, à criação de uma pressão negativa nos espaços vasculares. Quando a mandíbula é aberta, a forma do tecido retrodiscal vascular é "em leque" na vista sagital. Quando a mandíbula se fecha, o tecido retrodiscal diminui acentuadamente de volume à medida que o sangue é forçado a sair dos seios nasais. A bomba retrodiscal fornece um suprimento de sangue abundante e em constante mudança para a cavidade articular.

A membrana sinovial:

Ao nascimento, a membrana sinovial cobre toda a superfície interna da cavidade articular, incluindo o disco. Com o início da função, o revestimento vai-se perdendo das superfícies articulares, permanecendo apenas nos aspectos internos do côndilo. Nalgumas regiões, a membrana sinovial apresenta dobras, conhecidas como vilosidades sinoviais. Estas vilosidades aumentam a flexibilidade da superfície interna da cápsula e promovem a distribuição do líquido sinovial sobre as superfícies articulares.

Funções do líquido sinovial:

1. Regulação da entrada de nutrientes, electrólitos e outros materiais no líquido sinovial.

2. Secreção de componentes do líquido sinovial.

3. Fagocitose de corpos estranhos da cavidade articular.

Líquido sinovial:

O líquido sinovial é composto por dialisado de plasma sanguíneo em combinação com um mucopolissacarídeo, nomeadamente o ácido hialurónico. As principais funções do líquido sinovial são:

A] Lubrificação

B]Nutrição

C]Limpar

CAPÍTULO 4. PERTURBAÇÕES DA ARTICULAÇÃO TEMPOROMANDIBULAR

Distúrbio interno da ATM:

De todas as articulações do corpo humano, a articulação temporomandibular destaca-se de todas as outras articulações. Devido à sua anatomia única e à sua fisiologia complexa, o ser humano é afetado por uma infinidade de problemas da ATM.

As perturbações do complexo côndilo-disco são o resultado de uma função biomecânica anormal entre o côndilo e o disco. Estas perturbações resultam de um desarranjo na estrutura do complexo côndilo-disco. De um modo geral, as causas dos desarranjos internos que conduzem a uma perturbação da ATM podem ser classificadas como macrotraumatismos agudos, microtraumatismos crónicos, defeitos de desenvolvimento e defeitos adquiridos.

Etiologia da perturbação interna:

O estudo do desarranjo interno é quase inteiramente uma questão clínica, que engloba uma investigação cuidadosa da condição e posição dos dentes e da sua oclusão. Estes, se não forem a única causa do desarranjo interno, podem desempenhar um papel na persistência ou agravamento dos sintomas.

O traumatismo parece desempenhar um papel vital na etiologia de algumas das causas.

Os traumatismos podem apresentar-se sob as seguintes formas

1) Golpe no queixo ou em qualquer outra parte da mandíbula.

2) Separação ampla dos maxilares como no bocejo.

3) Lesões ligeiras repetidas devido a uma grande variedade de causas; por exemplo, bruxismo ou cerramento.

4) Disfunção miofascial da dor.

5) Desarmonia oclusal.

William McCarthy, em 1980, sugeriu que as causas da deslocação do disco são muitas e podem, em geral, ser colocadas em duas grandes categorias:

Aguda - esta categoria inclui episódios traumáticos súbitos que deslocam o côndilo posteriormente ou esticam a fixação posterior e, de facto, soltam o disco, como, por exemplo, força excessiva aplicada ao maxilar durante a extração de dentes.

Crónico - inclui microtraumas de baixo grau durante um longo período de tempo, tais como aqueles que fazem com que a mandíbula se mova numa posição retruída. Isto pode dever-se à perda de dentes posteriores, a interferências incisais, a contactos oclusais que desviam a mandíbula posteriormente e a causas iatrogénicas, como o registo da mordida feito com a mandíbula em posição retruída.

A etiologia do desarranjo interno da articulação temporomandibular é frequentemente multifatorial e difícil de determinar. As quatro principais causas mais prováveis são o macrotrauma, o microtrauma, a doença artrítica e os factores oclusais.

A) Macro-trauma:

O macrotrauma da articulação temporo-mandibular pode ocorrer por impacto ou por estiramento excessivo em resultado de fracturas, contusão articular, incidência de chicotadas ou lesões iatrogénicas durante tratamentos dentários e cirúrgicos. Estas condições produzem contusões ou lacerações do tecido articular que podem levar a uma função prejudicada e, eventualmente, a um desarranjo interno.

Em 1980, **Katzberg et al** referiram que 25% dos casos de desarranjo interno comprovados ortograficamente tinham uma história de traumatismo maxilar imediatamente antes do início do seu problema articular.

Segundo **Springer et al.**, em 1984, um traumatismo na articulação temporomandibular, quer seja uma força aguda ou um microtraumatismo crónico, pode conduzir o côndilo na direção póstero-superior, resultando no estiramento da fixação posterior do disco articular e na deslocação anterior do próprio disco.

B)Micro-traumas:

Junniper et al., em 1987, sugeriram que o microtrauma pode ocorrer devido a comportamentos repetitivos, como o cerramento crónico, o bruxismo, os hábitos de mastigação atípicos e o roer das unhas.

C) Osteoartrite:

De acordo com **DeBont et al.** em 1993, a osteoartrite e o desarranjo interno parecem estar fortemente relacionados e explicados da seguinte forma. A rutura da cartilagem afecta as propriedades de deslizamento das superfícies articulares que dão origem a fricção e desgaste adesivo, resultando em hesitação do disco. Isto pode induzir rigidez articular e estiramento repetitivo das fixações do disco. A fixação pode alongar-se gradualmente até um ponto que resultará na deslocação do disco.

A relação entre a osteoartrite e o desarranjo interno ainda não é clara, porque há articulações que apresentam desarranjo interno sem quaisquer sinais degenerativos observáveis e outras articulações que apresentam sinais degenerativos graves sem uma deslocação do disco.

Num estudo de autópsia realizado por **DeBont e Stegenga**, foram encontradas alterações degenerativas em 15% dos indivíduos sem deslocação do disco e em 80% dos indivíduos com deslocação do disco.

D) Factores oclusais:

Os factores oclusais, como a má oclusão de Classe II, Div II, a perda de suporte molar e qualquer contacto oclusal que possa desviar o côndilo posteriormente, também foram sugeridos como factores importantes.

Farrar e McCarthy, em 1980, propuseram que a fase retentiva do tratamento ortodôntico é a causa. Por exemplo, durante a contenção, o paciente típico tem retentores anteriores que mantêm a relação adequada entre os dentes anteriores. Os dentes posteriores assentam, permitindo que os dentes anteriores inferiores ocluam com força sobre as superfícies linguais dos dentes superiores. Isso faz com que o côndilo seja deslocado posteriormente e inicia o deslocamento do disco.

Dolwick F.M. e Katzberg R.W., em 1983, propuseram o traumatismo maxilar, a hiperatividade muscular, a hiperextensão da mandíbula, a falta de discrepâncias posteriores e oclusais como etiologia do desarranjo interno da articulação temporomandibular.

Springer e Greenberg, em 1984, sugeriram que a falta de coordenação entre as porções superior e interior do músculo pterigóideo lateral pode ser a causa etiológica da deslocação anterior do disco.

Fisiopatologia:

Na articulação normal, o disco encaixa-se sobre a cabeça do côndilo. A fina porção central está relacionada com o aspeto antero-inferior do côndilo quando os dentes estão em oclusão. As sequências complexas de movimentos de rotação e translação ocorrem nas cavidades articulares inferior e superior, respetivamente, durante a abertura da boca. O inverso ocorre durante o fecho da boca. Estes movimentos são iniciados e controlados pelos músculos da mastigação.

Deslocação do disco:

Na ausência de trauma externo, a deslocação do disco só é possível após a perda do contorno do disco e o alongamento dos ligamentos colaterais discais. A sequência de ruídos de estalidos e estalidos emitidos pelo complexo disco-côndilo durante a abertura e o fecho depende da localização do contorno perdido no disco articular, da extensão do alongamento dos ligamentos discais e do tipo de movimentos efectuados.

O contorno alterado do disco posteriormente permite a deslocação funcional numa direção anterior, enquanto a perda de contorno na porção anterior do disco permite a deslocação posterior. A extensão do alongamento dos ligamentos discais determina a quantidade de deslocação possível.

Quando a perda de contorno se localiza posteriormente, o disco articular é deslocado anteriormente na posição fechada de repouso pela ação do tónus muscular do músculo pterigoide lateral superior e outros factores. O disco articular na posição de repouso fechada da articulação pode não ser deslocado diretamente, mas é torcido em torno da fixação medial do côndilo. Quando o ciclo de translação começa, o disco deslocado obstrui o côndilo. O movimento do côndilo é assim desacelerado e momentaneamente obstruído à medida que a obstrução é encontrada.

A forma do disco alarga-se à medida que o côndilo encaixa no disco. É aplicada uma força adicional para ultrapassar a resistência da obstrução. O disco desloca-se subitamente para trás, permitindo que o côndilo restabeleça a sua relação normal com a zona intermédia do disco. O movimento súbito de translação entre o côndilo e o disco resulta num som de clique. Durante o resto do movimento de abertura, é mantida uma relação normal côndilo-disco; não se ouvem sons adicionais.

O momento do estalido está relacionado com o grau de comprometimento do complexo disco-côndilo. Um alongamento mínimo dos ligamentos e uma perda mínima do contorno do disco faz com que os sintomas ocorram imediatamente após a abertura rotatória ou logo após o início da protrusão. O alongamento acentuado e a perda grave do contorno permitem uma abertura ou protrusão ainda maior antes da ocorrência dos sintomas.

O carácter dos sintomas também está relacionado com o grau de comprometimento do complexo disco-côndilo. Quando a lesão é ligeira e os sintomas surgem rapidamente, o ruído e a sensação de bloqueio são mais discretos, a dor é maior, os efeitos musculares são mais prováveis de ocorrer. Mas o prognóstico da correção terapêutica é proporcionalmente melhor. Com o alongamento dos ligamentos discais e a perda do contorno do disco, os sintomas surgem mais tarde no ciclo de translação, os estalidos e os bloqueios tornam-se menos discretos, o desconforto é consideravelmente menor e os efeitos musculares são menos evidentes. Isto deve-se ao facto de a deterioração dos ligamentos discais os tornar menos restritivos e de haver uma diminuição apreciável das inervações tanto nociceptivas como proprioceptivas.

Durante o fechamento da boca, o disco mantém sua posição normal no côndilo até que os dentes se aproximem da posição intercuspídea. Nesta posição, a tração posterior da lâmina retrodiscal superior é mínima e, por conseguinte, a influência do músculo pterigoide lateral superior torna-se mais dominante. É nesta posição quase fechada que o disco é suscetível de ser novamente deslocado. Esta deslocação pode criar um segundo estalido, designado por estalido recíproco. Uma vez que o estalido recíproco representa a deslocação do disco, a articulação está agora posicionada para estalar novamente durante a abertura. No desenvolvimento inicial da deslocação do disco, o clique recíproco pode ser subtil e clinicamente despercebido.

É importante notar a variabilidade dos sintomas de fecho. O clique de abertura e o clique recíproco nunca são ouvidos na mesma posição de abertura da boca. Este facto ajuda a diferenciar de outras patologias da ATM que causam sintomas e sinais semelhantes, como as perturbações de irregularidade estrutural, em que os estalidos (tanto na abertura como no fecho) ocorrem na mesma posição da abertura da boca.

Deslocação do disco:

Se o bordo posterior do disco se tornar mais fino do que a lâmina retrodiscal superior e o ligamento colateral se tornar mais alongado, o disco pode deslizar anteriormente através do espaço discal. Isto é conhecido como deslocação do disco, porque há uma perda de contacto entre a superfície articular do côndilo e o disco.

Deslocação do disco com redução:

Quando a boca é aberta na presença de uma deslocação do disco, o côndilo desloca-se pela vertente posterior da eminência articular para o bordo posterior do disco. Este facto cria uma sensação de encravamento ou de aperto durante a abertura. Nalguns casos, o doente é capaz de mover a mandíbula medialmente/lateralmente e mover abruptamente o côndilo sobre o bordo posterior para a zona intermédia do disco. Isto é caracterizado por um clique de abertura e associado a este movimento está um regresso à abertura normal.

Durante os movimentos da mandíbula o disco volta a uma posição normal com o côndilo, esta posição é chamada de luxação do disco com redução. Novamente quando o paciente fecha a boca, é caracterizado por um clique recíproco. A luxação do disco com redução representa normalmente uma condição que progrediu a partir da deslocação do disco. Durante a deslocação do disco, o côndilo articula-se com os tecidos retrodiscais. Como os problemas são vascularizados e inervados, pode haver dor associada.

Localização do disco sem redução:

Com o tempo, as deslocações repetidas do disco com redução podem alongar ainda mais os ligamentos colaterais discais e a lâmina retrodiscal inferior. Muitas vezes, a elasticidade da lâmina retrodiscal superior perde-se, tornando mais difícil para o disco restabelecer a posição normal no côndilo durante a abertura[22] . Se o côndilo se mover para a frente mas o disco não voltar à sua relação normal entre o côndilo e a fossa, existe uma condição conhecida como deslocação do disco sem redução. Quando o espaço do disco articular colapsa, o disco fica preso anteriormente ao côndilo.

Este disco deslocado bloqueia então o movimento anterior normal do côndilo. Devido a este facto, a abertura completa da boca torna-se impossível e está associada a dor intensa. Esta condição é designada por bloqueio fechado. Simultaneamente, ocorre uma deformação irreversível do disco devido à pressão exercida sobre ele pelo côndilo em translação. Por vezes, o disco pode dobrar-se ou enrugar-se de forma acentuada. Um disco mais maleável torna-se mais espesso e bulboso, o que se designa por efeito gumball.

À medida que o disco é deslocado anteriormente, o côndilo corrói a lâmina retrodiscal inferior até esta se tornar não funcional, eliminando assim quaisquer hipóteses de o disco ser reduzido. O côndilo provoca uma invaginação do tecido retrodiscal. Esta situação está associada a dor, uma vez que o tecido retrodiscal é inervado. O tecido retrodiscal sofre alterações degenerativas inflamatórias e, por vezes, uma hialinização extensa nas suas ligações ao disco.

Eventualmente, o tecido pode ser convertido numa fase avascular, sofrendo fibrose que é capaz de sustentar a pressão condilar. Esta situação é designada por pseudodisco. Esta alteração, no entanto, diminui a disponibilidade de líquido sinovial e, por conseguinte, predispõe a alterações degenerativas na articulação. Pode ocorrer perfuração do tecido retrodiscal. Quando há perfuração, esta é seguida de contacto direto de osso com osso sem o efeito amortecedor do disco. Esta situação é caracterizada por crepitação e conduz a alterações degenerativas secundárias.

Schwartz, Hendrick et al, em 1984, sugeriram que o aumento do tónus persistente na cabeça superior do pterigoide lateral, como pode ocorrer na síndrome de disfunção miofascial da dor, tende a puxar o menisco anteromedialmente à cabeça do côndilo. Geralmente, esta tração é limitada pelas fixações medial e lateral do menisco e é contrariada pela tensão elástica criada na zona bilaminar. Em alguns doentes, talvez devido a alguns factores predisponentes, como traumatismo ou má oclusão, o menisco move-se anteriormente ao côndilo e desloca-se.

Segundo muitos autores, o bloqueio fechado deveu-se à obstrução mecânica do côndilo pelo disco deslocado anteriormente, que não podia ser reduzido.

Em 1991, Nitzan e Dolwick apresentaram uma explicação alternativa para a génese da fechadura fechada. Afirmaram que uma série de resultados eram incompatíveis com a descrição tradicional de um processo progressivo baseado em alterações graduais na posição e forma do disco. Estas conclusões foram a falta de correlação entre o aumento da idade e as fases do processo. No seu estudo, verificaram que a percentagem de méritos na fase de bloqueio fechado com abertura limitada da boca era demasiado grave para ser causada apenas por um disco deslocado não redutível e uma incidência inesperadamente elevada de discos com forma normal na terceira fase do processo. Foi proposta uma condição específica de limitação grave e persistente da abertura máxima da boca causada pela cessação total do deslizamento, suscetível de ocorrer em qualquer idade e sem relação com a forma ou posição do disco, que responde com êxito a um tratamento simples por lavagem e lise, injeção sob pressão ou artrocentese. A ausência de deslizamento foi atribuída à aderência do disco à fossa por um efeito reversível, como um vácuo e/ou uma diminuição do volume do líquido sinovial de elevada viscosidade. Esta condição foi considerada digna de uma identidade independente, dissociada da deslocação do disco e como fator causal do bloqueio fechado.

Disco preso ou aderente:

Qualquer obstáculo no domínio da ATM interfere com a sua capacidade de manobra e limita a abertura da boca. Foram identificados três tipos de perturbações intra-articulares da ATM, tais como a ligação do côndilo à fossa (anquilose fibro-óssea, espondilite anquilosante), a deterioração das estruturas da ATM (por exemplo: osteoartrite, artrite reumatoide) e a deslocação e deformação do disco (desarranjo interno, deslocação do disco).

A quarta categoria que causa a restrição da abertura da boca é o fenómeno do disco ancorado, uma condição em que a integridade da articulação é preservada, mas o disco adere tão firmemente à fossa que impede totalmente o deslizamento do côndilo.

De acordo com **Nitzan e Marmary** em 1997, a patogénese pode derivar de uma cascata de alterações que ocorrem na lubrificação da articulação, possivelmente como resultado de sobrecarga.

O disco preso ou aderente não muda de posição com a abertura da mandíbula e permanece fixo em relação à eminência articular e à fossa glenoide, tanto na posição de boca fechada como aberta. Pensa-se que a perda de mobilidade do disco está associada ao desenvolvimento de adesão intra-capsular. A maioria do disco preso (71%) demonstra uma translação condilar limitada, definida pela posição posterior do côndilo relativamente à eminência articular na posição de boca aberta. Uma vez que o disco pode estar preso numa posição normal/deslocada, os protocolos de tratamento podem ter de ser modificados ou alterados no que diz respeito à tentativa de recapturar o disco não móvel.

Deslocação posterior do disco:

De acordo com **Westesson et al. em 1998,** a deslocação posterior é rara, mas foi provavelmente negligenciada no passado devido à falta de características de imagem bem definidas. Com base no seu estudo, classificaram a deslocação posterior do disco em três categorias de regras.

- Um disco fino e plano.

- Um disco deslocado grosseiramente para trás.

- Um disco perfurado com uma porção do disco deslocada posteriormente.

De acordo com **Bell, em 1990,** a perda do contorno do disco anteriormente predispõe à deslocação posterior do disco articular. Neste caso, o disco ocupa uma posição anómala em relação ao côndilo na posição de repouso da articulação fechada. À medida que o côndilo avança, a tração elástica da lâmina retrodiscal superior desloca o disco posteriormente.

De acordo com **Okeson em 1991,** a adesão permanente no espaço articular superior pode levar ao adelgaçamento do bordo anterior do disco secundário ao movimento condilar para a frente. Eventualmente, isto pode levar a que o côndilo passe por cima do bordo anterior para a fixação do músculo pterigóideo lateral superior e o disco pode ser deslocado posteriormente. Os sintomas são frequentemente observados durante o fecho, quando o côndilo volta a ultrapassar o bordo anterior do disco.

Prevalência:

De acordo com **Solberg e Woo em 1979,** a prevalência de desarranjo interno da ATM foi estimada entre 4% e 28% da população adulta. **Lundh et al., em 1998,** afirmaram que a deslocação assintomática do disco também é comum, tendo sido registada em 15% a 32% dos estudos artrográficos e de ressonância magnética.

O facto de muitos doentes poderem funcionar sem dor, apesar da deslocação anterior do disco, deve-se provavelmente ao facto de o tecido retrodiscal ter uma excelente capacidade de adaptação e se transformar num tecido semelhante ao disco quando sujeito a forças de compressão e cargas repetitivas constantes.

Prevalência de sexo:

De acordo com **Farrar e Eposito, em 1982, o** rácio entre mulheres e homens situa-se entre 9:1 e 10:1.

De acordo com Bush, **Harkine et al. em 1993,** parece haver uma sobre-representação de distúrbios da ATM em mulheres na segunda e terceira décadas. A razão para a maior prevalência de deslocação do disco da ATM nas mulheres e a sobre-representação das mulheres com dor orofacial permanece obscura. Foi avançada a hipótese de que o limiar de dor das mulheres é inferior ao dos homens e que, por conseguinte, as mulheres procuram mais facilmente tratamento para a doença do que os homens.

Segundo **Isberg, em 1998**, as raparigas adolescentes correm um risco três vezes superior ao dos rapazes de desenvolver uma deslocação do disco.

Características clínicas:

Um grande número de pessoas, especialmente mulheres, queixa-se de desconforto, dor e incapacidade na articulação ou de ruído proveniente da articulação. Em muitos casos, trata-se de uma afeção transitória, que o doente não tem de se preocupar e não procura aconselhamento. Noutros casos, a doença é geralmente persistente, exigindo uma atenção considerável. Estes doentes são geralmente sensíveis e apreensivos. Os sinais e sintomas variam de ligeiros, transitórios e autolimitados a graves e constantes.

Os sintomas mais comuns são dor, sons articulares e limitação dos movimentos mandibulares, sintomas auditivos, desvio ou deflexão da mandíbula para o lado afetado, dor de cabeça recorrente e sensibilidade nos músculos mastigatórios. O desarranjo interno é uma doença progressiva que começa com a deslocação do disco e pode finalmente levar a alterações degenerativas secundárias[11]. Além disso, à medida que a doença progride, os sinais e sintomas do doente também tendem a alterar-se. Por este motivo, foi necessário efetuar um estadiamento clínico da doença.

A deslocação do disco pode ocorrer em qualquer uma das seguintes direcções:

- A deslocação anterior do disco é definida como uma alteração da posição do disco em relação à sua localização normal esperada no topo do côndilo, ou seja, um desvio da relação entre a banda posterior do disco e a localização das 12 horas no topo do côndilo.

• Na deslocação lateral e rotacional, o disco pode ser deslocado nas direcções lateral, medial e, muito raramente, posterior. Mais frequentemente, as deslocações medial e lateral estão associadas à deslocação anterior e são designadas por deslocação rotacional.

• A deslocação do disco pode ser completa ou parcial. A deslocação parcial do disco implica que uma parte do disco permanece interposta entre o côndilo e a fossa glenoide, enquanto outra parte do disco foi deslocada para fora da sua posição normal. A deslocação completa do disco implica que todo o disco foi deslocado para fora da sua posição normal. Normalmente, as deslocações laterais simples e mediais simples são tipos parciais de deslocação.

• A deslocação do disco também tem sido classificada como com redução e sem redução. A deslocação do disco com redução especifica que o disco deslocado retorna a uma posição superior normal relativamente ao côndilo durante a abertura da mandíbula. Esta condição está frequentemente associada a estalidos. Durante o fecho da mandíbula, o disco é novamente deslocado anteriormente. Esta situação também está associada a um estalido mais subtil ou a uma irregularidade de movimento. Este tipo de duplo estalido foi designado por estalido recíproco, sublinhando a dependência do estalido de fecho em relação ao estalido de abertura.

• A deslocação do disco com redução incompleta especifica que o disco deslocado anteriormente é apenas parcialmente recapturado na abertura. Parte do disco permanece na posição deslocada enquanto outra parte está numa posição normal na abertura e cria um estalido durante o fecho da boca.

• Na terminologia ortopédica, o desarranjo interno é definido como tecido mole entre as superfícies articulares que interfere com a ação suave de uma articulação. Se o disco for deslocado da sua posição normal no topo do côndilo e interferir com a ação suave da articulação, ocorre um desarranjo interno. Por outro lado, se o disco estiver deslocado mas não causar qualquer interferência com a função da articulação (ou seja, sem estalidos, movimentos irregulares ou limitação da abertura), não existe qualquer desarranjo interno de acordo com a definição geral.

Classificação:

O desarranjo interno da ATM é um fenómeno complexo, que ainda não é totalmente compreendido, tendo sido apresentadas várias patogéneses. A etiologia também é considerada multifatorial. Isto levou a que vários autores classificassem a doença de várias formas, umas baseadas na etiologia, outras na direção da deslocação do disco, outras ainda nos sintomas clínicos, como estalidos, dor e limitação da abertura da boca.

I: O distúrbio interno pode ser classificado em quatro fases clínicas consecutivas

Fase I: Deslocação do disco com redução:

Esta fase é caracterizada por estalidos recíprocos em resultado da deslocação anterior do disco com redução e foi afirmado que quanto mais tarde ocorrer o estalido de abertura, mais avançada é a deslocação do disco.

A caraterística clínica da deslocação do disco com redução é a abertura normal da boca, normalmente acompanhada por um desvio da mandíbula para o lado afetado, até ocorrer um estalido ou um clique (redução). Após o estalido, o doente é capaz de abrir completamente a boca com uma posição da mandíbula na linha média.

Estágio II: Deslocamento do disco com redução e travamento intermitente: A fase dois apresenta todas as características acima mencionadas, mais episódios adicionais de limitação da abertura da boca, que podem durar vários períodos de tempo. Os doentes podem descrevê-lo como "sentir uma obstrução" quando se tenta abrir a boca. A "obstrução" pode aparecer espontaneamente e o doente pode ser capaz de manipular a mandíbula para além da interferência.

Fase III: Deslocação do disco sem redução (bloqueio fechado)

O bloqueio fechado ocorre quando os ruídos de clique desaparecem, mas a abertura limitada persiste. O doente queixa-se de dor na ATM e de limitação crónica da abertura, sendo a abertura geralmente inferior a 30 mm. O exame revela sensibilidade pré-auricular e desvio da mandíbula para o lado afetado, que não regressa à linha média com a abertura da boca e movimentos protrusivos.

Nos episódios crónicos de fechaduras fechadas, se a condição progredir, o côndilo pode empurrar constantemente o disco para a frente para alcançar intervalos quase normais de abertura da boca, apesar da presença de um disco não redutor.

Estádio IV: Deslocação do disco sem redução e com perfuração do disco ou do tecido de fixação posterior (doença articular degenerativa).

Com a continuação da função mandibular, a fixação posterior esticada perde lentamente a sua elasticidade e o doente começa a recuperar alguma da amplitude de movimento perdida. À medida que o tecido retrodiscal continua a ser esticado e carregado, fica sujeito a afinamento e perfuração. Estudos demonstraram que o tecido retrodiscal pode remodelar antes de sucumbir, mal adaptado à carga funcional e perfurado.

Embora seja frequentemente classificada como caraterística de uma fase final separada, a remodelação dos tecidos duros ocorre provavelmente em todas as fases. Clinicamente, a osteoartrite pode ser diagnosticada porque a remodelação ocorre frequentemente de forma unilateral, os sintomas parecem piorar com o passar do dia e a crepitação, diferente do estalido, está frequentemente presente.

Enquanto outros, como **Fricton et al,** classificaram e acrescentaram uma fase V em que a remodelação dos tecidos moles progride para a remodelação dos tecidos duros. As alterações radiográficas tornam-se evidentes na cabeça do côndilo e, ocasionalmente, na eminência articular. A perfuração do disco e o contacto osso-osso provocam um crepitar grosseiro ao abrir e fechar. Se a remodelação do tecido duro for bem sucedida, os doentes podem progredir para uma abertura normal com dor mínima, mas com ruído contínuo na articulação. Noutros casos, as alterações degenerativas ósseas progridem com erosão grave, perda de dimensão vertical, dores articulares e musculares graves e comprometimento grave da função da mandíbula.

II). Fases clínicas da perturbação interna em função do sintoma:

A)   Fase inicial / deslocação anterior do disco com redução.

B)Fase intermédia / deslocação anterior do disco sem redução.

C)Fase terminal / deslocação anterior do disco com perfuração do disco articular.

A)   Fase inicial / deslocação anterior do disco com redução

A deslocação do disco, que volta à sua posição normal durante a abertura da boca, caracteriza esta fase. Clinicamente, o estalido ocorre durante os movimentos de abertura e fecho, designados por estalido recíproco.

Estes doentes apresentam uma história de abertura da boca limitada apenas até um determinado ponto. Uma maior abertura provoca um estalido com redução da dor. Nesta fase, o disco é histopatologicamente normal.

Clicar e clique recíproco:

Foi Bailey (1954) que afirmou que o estalido se devia a uma cartilagem articular solta. Na sequência desta afirmação, muitos estudos confirmaram que o estalido era o sinal inicial de uma articulação desarranjada.

De acordo com **Gross et al., o** aspeto mais caraterístico da deslocação do disco com redução é o som de estalidos durante a abertura e o fecho da mandíbula. O estalido de abertura pode ocorrer em qualquer ponto do ciclo de translação, à medida que o côndilo passa por baixo da banda posterior do disco para uma relação mais normal com o disco.

Após o fecho, também pode ser detectado um estalido suave de fecho à medida que o disco se desloca novamente. O estalido recíproco representa a deslocação do disco com redução.

De acordo com **Chotigul et al.** em 1997, o estalido foi o achado clínico mais comum no seu estudo de 47 articulações. O estalido pode ser causado por uma deslocação do disco ou por uma luxação da mandíbula ou por uma combinação de ambos, por aderências e por corpos soltos. O estalido que se ouve com a subluxação da mandíbula é um som do tipo sacudidela, em comparação com o som de estalido que se ouve com a deslocação do disco.

Dor e sensibilidade pré-auricular:

A dor acompanha a deslocação anterior do disco com redução, devido à tensão dos ligamentos discais e à pressão do côndilo contra os anexos posteriores[36] . A dor diminui carateristicamente após o clique inicial, quando o disco é reduzido. Mas a dor não foi considerada um sintoma caraterístico da deslocação do disco com redução.

Desvio da linha média mandibular em direção à articulação afetada:

O desvio ocorre para o mesmo lado na abertura precoce. Isto resulta da paragem temporária da translação causada pela deslocação do disco. Quando ocorre a redução do disco, a translação condilar torna-se normal e a mandíbula regressa a uma posição central aquando da abertura completa. O movimento da mandíbula para longe da linha média na abertura inicial e o seu regresso à linha média na abertura completa da boca é designado por desvio em forma de "S". A quantidade de abertura da boca é normal.

B) Fase intermédia/deslocação anterior do disco sem redução.

Os doentes apresentam uma história de estalidos intermitentes há algum tempo, que agora desapareceram. Não é possível abrir completamente a boca e, ao tentar fazê-lo, há uma dor considerável e um desvio da mandíbula para o lado doloroso. A articulação é sensível à dor.

Dor:

A dor e a sensibilidade sobre a articulação são uma caraterística proeminente dos doentes com deslocação do disco sem redução. A dor é o resultado da carga do côndilo no tecido retrodiscal. O local mais comum para a dor é a região pré-auricular. Mas a dor pode ser referida à região temporal, retro-orbital e pós-auricular e, por vezes, até ao ombro e às costas. Os doentes podem também queixar-se de dores de cabeça - pode haver sensibilidade nos músculos da mastigação, secundária à deslocação do disco. Alguns doentes podem não se queixar de dor na posição de repouso, mas a quantidade de dor aumenta à medida que o movimento da articulação começa e torna-se máxima quando o doente está a tentar abrir completamente a boca. A maioria dos investigadores concorda que a sensibilidade pré-auricular é um sinal importante de deslocação do disco sem redução.

Fecho limitado de abertura/fecho da boca

Ocorre quando o disco irredutível obstrui o trajeto de translação do côndilo e impede o movimento para a frente do côndilo. O bloqueio fechado limita normalmente a abertura mandibular a 25-30 mm.

De acordo com **Lundh et al**, uma história de estalidos na ATM que desapareceram e foram substituídos por limitação da abertura e desvio da mandíbula para o lado afetado é interpretada como um sinal de deslocamento do disco sem redução.

Desvio da mandíbula para o lado afetado:

A linha média da mandíbula é continuamente deslocada para o lado afetado e não regressa à posição central, uma vez que o movimento translatório completo do côndilo não é possível neste caso.

De acordo com **Okeson et al,** a deslocação do disco sem redução é caracterizada por uma alteração súbita do movimento condilar. Por conseguinte, o doente pode identificar exatamente o momento em que esta condição começou, bem como quaisquer circunstâncias relacionadas.

Abertura mandibular limitada: Como o côndilo não se pode transladar completamente, o doente não consegue abrir totalmente a boca. Geralmente, a distância interincisal máxima após a abertura situa-se entre 25 e 30 mm.

Movimento excêntrico ipsilateral normal: normalmente, a deslocação do disco sem redução ocorre unilateralmente; por conseguinte, apenas alguns movimentos excêntricos laterais são afectados. Quando o doente move a mandíbula para o mesmo lado que a deslocação do disco, é registada uma gama normal de movimentos excêntricos. (10-12 mm). A amplitude de movimento normal está presente porque o côndilo do lado de trabalho apenas roda e a luxação não interfere com este movimento.

Movimento excêntrico contralateral restrito: Quando se pede a um doente que está a sofrer uma deslocação do disco sem redução para mover a mandíbula para o lado contralateral da deslocação do disco, observa-se um movimento restrito. Isto ocorre porque o côndilo do lado que não está a funcionar ou do lado de equilíbrio não pode ser totalmente transladado para baixo, para dentro e para a frente. Isto resulta num movimento mandibular excêntrico restrito (menos de 8 mm).

Perda de sons articulares: Quando o disco é deslocado sem redução, não ocorre qualquer movimento discal durante a abertura, pelo que não se sente nem se ouve qualquer estalido. Quando se pergunta a um doente que sofreu recentemente um bloqueio fechado sobre os sons articulares, uma resposta comum é "a minha articulação tem feito estalidos há algum tempo, mas desde que o meu maxilar bloqueou já não faz estalidos".

C) Fase terminal / deslocação anterior do disco com perfuração do disco articular.

O côndilo, que está a carregar os tecidos retrodiscais ao longo do tempo, provoca a sua rutura e leva à perfuração discal associada à deslocação anterior do disco. Neste caso, o côndilo articula-se diretamente com a fossa glenoide e a eminência articular, sem o efeito amortecedor do disco. Isto leva a crepitações e ao início de alterações degenerativas secundárias.

III) Classificação da perturbação de interferência discal

A.O primeiro grupo envolve o desarranjo do complexo côndilo-disco e inclui a deslocação do disco, a deslocação do disco com redução e a deslocação do disco sem redução.

B.O segundo grupo, a incompatibilidade estrutural das superfícies articulares, envolve aderências e alterações na forma do disco.

IV) Classificação das perturbações de interferência discal (hábitos parafuncionais) As perturbações de interferência discal são classificadas de acordo com o momento em que os sintomas clínicos ocorrem relativamente ao ciclo de translação.

A.Perturbação de classe I - aquelas em que os sintomas ocorrem durante o ato de cerrar os dentes em máxima intercuspidação.

B.Perturbações de classe II - aquelas em que os sintomas ocorrem durante o primeiro movimento de abertura após a máxima intercuspidação ou após um período de inatividade, especialmente em casos de bruxismo.

C.Perturbações da classe III - aquelas em que os sintomas ocorrem no decurso de um movimento de translação normal. Estas perturbações são ainda divididas em quatro grupos, consoante a causa dos sintomas, sendo o quarto grupo o que se deve ao desarranjo do côndilo discal.

As perturbações discais dividem-se em 4 tipos:

1) **Aderências disco-condilares** - as aderências fibrosas entre o disco e o côndilo impedem os movimentos de rotação da articulação e induzem movimentos ruidosos do tipo derrapagem e subluxação através do ciclo de translação.

2) **Disco danificado** - a deformação ou perfuração do disco articular predispõe à doença articular degenerativa, gerando assim crepitação e irregularidade dos movimentos.

3) **Deslocação do disco** - devido à perda do contorno do disco e ao alongamento dos ligamentos colaterais discais, há uma deslocação do disco articular, o que provoca

estalidos, travamentos e bloqueios, que podem ser acompanhados de artralgia.

4) **Lâmina retrodiscal superior descolada** - o seu descolamento do disco articular provoca movimentos irregulares durante os movimentos de translação para a frente, o que predispõe à deslocação anterior do disco.

D. Distúrbios de classe IV - aqueles em que os sintomas ocorrem quando a abertura da boca é alargada para além do normal. Esta abertura excessiva da boca é caracterizada por sintomas de subluxação hipermóveis, que consistem numa pausa momentânea perto da abertura total, seguida de um movimento rápido, ruidoso e de derrapagem do côndilo até à abertura total.

E. Perturbações da classe V - consistem em casos isolados de deslocação anterior espontânea que resultam de uma abertura demasiado ampla. Quando isto ocorre, o espaço discal anterior colapsa e o disco fica preso anteriormente ao côndilo, impedindo assim o fecho da boca. (Abrir fechadura)

V) Classificação da deslocação do disco

A deslocação pode ser classificada de diferentes formas, dependendo de vários factores. [39]

1) De acordo com a direção da deslocação:

- Anterior - parcial/completa

- Anteromedial

- Anterolateral

- Medial

- Lateral

- Posterior

As deslocações puramente mediais ou laterais são designadas por deslocações laterais, enquanto as deslocações antero-mediais ou antero-laterais são designadas por deslocações rotacionais.

2)Classificação funcional da deslocação ou Classificação com base na posição do disco:

Os graus foram descritos:

Grau 0 - Disco normal.

Grau I - Deslocação anterior do disco morfologicamente normal, com redução na abertura da boca.

Grau II - Deslocamento anterior sem redução na abertura da boca, o disco é morfologicamente normal.

Grau III - Deslocado anteriormente, sem redução na abertura da boca, disco morfologicamente anormal, ou seja, desviado da forma de laço.

3)De acordo com o curso clínico do disco, a deslocação pode ser:

- Aguda redutível: morfologia e tamanho normais do disco.

- Subaguda; disco irredutível com deformidade observada.

- Crónica: disco irredutível com fibrose, calcificação e perfuração com doença articular degenerativa.

4)De acordo com a posição do disco:

A) O disco posicionado normalmente pode ser

* Telemóvel

* Preso

* Não foi possível avaliar devido ao congelamento do maxilar.

B) Um disco anormalmente posicionado pode ser

* Móvel com recaptura

* Móvel sem recaptura

* Preso à recaptura

* Preso sem recaptura

* Articulação congelada (incapaz de avaliar)

VI) O distúrbio interno pode ser classificado, com base na sua cronicidade, em

Desarranjo agudo: consiste numa deslocação que é recuperada com a abertura da boca. Não há alterações crónicas no tamanho ou na forma do disco.

Perturbação subaguda: inclui alterações ligeiras, como a dobragem do disco sobre si próprio, a atrofia da banda anterior e o espessamento da banda posterior.

Perturbação crónica: engloba todas as sequelas a longo prazo da deslocação do disco, incluindo alterações histológicas irreversíveis, doença articular degenerativa, aderências, espessamento da fáscia pterigoide lateral e, ocasionalmente, perfurações.

Classificação com base na posição do disco.

De acordo com **Farrar et al,** 80% de todos os problemas da ATM estão relacionados com a deslocação do disco articular ou com o desarranjo interno. **Farra** também estimou que até 25% de toda a população tem desarranjo interno.

Hey, em 1814, utilizou pela primeira vez a expressão "desarranjo interno" num sentido ortopédico geral para se referir a uma falha mecânica que interferia com o bom funcionamento das articulações.

Annandale, em 1887, relacionou os sinais e sintomas dos doentes com estalidos e bloqueios da ATM com a deslocação anterior do disco.

Pringle, em 1918, relatou um caso semelhante em que observou que o disco da articulação temporomandibular estava para a frente e deslocado em relação ao côndilo.

Sicher, em 1955, cunhou o termo "desordem da articulação interna" para descrever a disfunção do complexo da ATM. Sicher acreditava que a hiperatividade da musculatura mandibular iniciava alterações degenerativas na articulação resultantes de forças anormais sustentadas sobre o disco articular, a cápsula e outras ligações de tecidos moles. Diz-se que a hiperatividade da musculatura acaba por deslocar o disco anteriormente em relação ao côndilo, em resultado da fixação solta do bordo posterior do disco à cápsula e da fixação das fibras musculares ao bordo anterior do disco. Sicher descreveu a deslocação como o disco sendo mantido no lugar enquanto a mandíbula é deslocada posteriormente, ou a mandíbula sendo mantida no lugar enquanto o disco é deslocado anteriormente. A dor foi considerada como resultado de um impacto do côndilo no tecido conjuntivo solto atrás do disco. De 1931 a 1971, o termo "desarranjo interno" foi mais específico em relação à deslocação do disco articular da ATM.

De acordo com **Adams J.C. em 1981,** o desarranjo interno é uma falha mecânica localizada que interfere com a ação suave do ponto.

Segundo **Dolwick et al., em 1983,** o desarranjo interno é simplesmente definido como uma relação anormal do disco articular com o côndilo.

Segundo **Schwartz, em 1989, o** desarranjo interno da ATM é definido como uma relação do menisco com a cabeça do côndilo e a eminência articular, em que as alterações das suas ligações permitem que o menisco assuma uma posição anormal.

Segundo **Christiansen et al., em 1990,** o termo "desarranjo interno", em referência à deslocação do disco da ATM, representava uma aplicação incorrecta do que se pretendia ser um termo ortopédico não específico e o termo "desarranjo interno" deveria ser aplicado no seu sentido mais lato, de modo a incluir a desordem de todos os componentes da articulação, tais como as aderências disco-côndilo, danos no disco articular e na sinóvia.

Segundo **Roberts et al, em 1987,** a oclusão é considerada um fator importante na etiologia da dor e da disfunção da articulação temporomandibular.

Ross et al., em 1987, sugeriram que a pressão excessiva exercida por cerrar os dentes, morder com força ou trauma com os dentes juntos pode esgotar ou exprimir a lubrificação do líquido sinovial entre a superfície superior do disco e a eminência, criando uma área de resistência ou adesão. Esta introdução de um componente de fricção prejudicial num ciclo de translação anteriormente suave pode resultar na fixação temporária ou na adesão do disco à eminência, especialmente após um período prolongado de atividade ou de cerrar os dentes. O disco permanece imóvel e não roda nem se translada anteriormente até ser deslocado pelo côndilo que assenta na fina superfície central inferior do disco com um som de estalido. Com os movimentos, as superfícies articulares são relubrificadas e a função normal pode regressar. No entanto, enquanto o disco está fixo na eminência, os ligamentos discais são invariavelmente tensos e esticados e alongam-se gradualmente, possivelmente preparando o terreno para uma verdadeira deslocação do disco, a que se refere como incoordenação funcional.

Eriksson e Westesson, em 1992, após o seu estudo de 14 cadáveres humanos frescos, afirmaram que a integridade do aspeto inferior da fixação posterior do disco ao côndilo é essencial para manter o disco na sua posição superior ao côndilo.

Lin H.C., em 1993, referiu que a perda de dimensão vertical, como a abrasão, o atrito e a perda de dentição, pode pressionar o disco anteriormente, em resultado da deslocação posterior do côndilo.

Werther e Hal, em 1995, sugeriram que a sobrecarga articular desempenha um papel na deslocação do disco. No entanto, **Katzberg et al., em 1996,** efectuaram um estudo em pacientes com história prévia de tratamento ortodôntico e não encontraram qualquer associação com a presença de desarranjo interno.

Orghusi et al, em 1996, sugeriram que o tamanho do côndilo pode ser um fator predisponente na deslocação do disco. No seu estudo, descobriram que os côndilos pequenos podem dar origem a uma deslocação anterior do disco.

Tallents R.H. em 1996 classificou os vários factores implicados na etiologia do desarranjo interno da articulação temporomandibular. Estes foram divididos em três grupos

• Os factores que aumentam o risco de desarranjo (factores predisponentes) consistem na inclinação da eminência articular, no tamanho do côndilo.

• Factores que iniciam o aparecimento do desarranjo (factores iniciadores), que incluem trauma, carga articular adversa, longos períodos de abertura da boca.

• Factores que interferem, cicatrizam ou favorecem a progressão do distúrbio (factores de perpetuação), como a má oclusão e os hábitos parafuncionais.

Muto et al, em 1998, com base no seu estudo, referiram que as características morfológicas dos doentes com má oclusão esquelética de Classe III podem constituir um fator de risco para o desenvolvimento da deslocação do disco.

Kurita et al, em 2000, consideraram que a anatomia da eminência articular pode predispor à deslocação do disco. A deslocação do disco é menos provável em articulações com uma eminência articular pouco profunda, ao passo que uma eminência articular íngreme pode predispor à deslocação do disco.

Nitzan D.W., em 2001, com base nos seus dados clínicos, afirmou que a translação do disco na articulação temporomandibular é possível devido à presença de fosfo-lípidos e ácido hialurónico, que constituem um sistema de lubrificação eficiente. Este sistema pode quebrar-se na presença de radicais livres não controlados. Na ausência de lubrificantes, as superfícies articulares são lisas, de natureza elástica e possuem uma forte energia de superfície. Este plano oposto, especialmente na presença de um fluido fino (lubrificação sub-limite), tende a gerar uma elevada fricção enquanto o disco desliza contra a fossa. Esta fricção é provavelmente o principal fator de afrouxamento das fixações do disco ao côndilo, com a subsequente deslocação do disco. Assim, concluiu que o aumento da fricção das partes contíguas pode ser um fator causal importante na deslocação do disco articular.

Critérios de imagiologia para a posição do disco

Posição normal - Drace e os seus colegas, em 1990, tentaram quantificar a posição e a configuração normais do disco. Segundo eles, a posição normal da junção da banda posterior e da zona bilaminar situa-se a 10 graus da posição de 12 horas.

A posição do disco é considerada normal quando a banda posterior é superior ao côndilo e o aspeto inferior da zona intermédia se articula contra a proeminência anterior do côndilo. O disco é considerado **deslocado anteriormente** quando a banda posterior é anterior à superfície anterior do côndilo. Diz-se **que o disco apresenta redução** quando, com a boca aberta, a zona intermédia se interpõe entre a eminência e o côndilo, e que **não apresenta redução** quando, novamente com a boca aberta, a banda posterior permanece anterior à superfície anterior do côndilo.

Classificação da morfologia do disco da articulação temporomandibular

A morfologia do disco tem sido reconhecida como uma caraterística importante dos distúrbios internos da ATM e como uma suspeita de impedimentos funcionais. As formas do disco são classificadas da seguinte forma

• **A forma de disco I (normal ou em laço)** tem um disco com bandas posterior e anterior claramente identificáveis e uma zona afilada (intermédia). A banda anterior parece igual ou mais pequena do que a banda posterior em tamanho. Este disco é classicamente descrito como um disco de forma normal.

• **A forma discal 2 (reta)** é um disco uniformemente espessado. Nenhuma área pode ser classificada anatomicamente como uma banda posterior, uma banda anterior ou uma zona cónica.

• **A forma do disco 3 (funil)** carece claramente de bandas anterior e posterior identificáveis ou de uma zona cónica. O disco estava reduzido a uma massa de tecido de forma estranha anterior ao côndilo.

• **A forma de disco 4 (bojo)** tem uma banda posterior proeminente com deslocação e deformação grosseiras da zona cónica.

• **Forma do disco 5(Y)** - semelhante à forma 3, mas o tecido retrodiscal tinha uma espessura tão reduzida que aparecia como uma fina linha radiolucente

Critérios de classificação da deslocação do disco

1. **Posição superior do disco:** Banda posterior do disco superior ao côndilo ou zona central fina (intermédia) do disco localizada entre a proeminência anterior do côndilo e o aspeto posterior da eminência articular.

2. **Deslocação anterior do disco:** Banda posterior do disco anterior à proeminência anterior do côndilo ao longo da dimensão médio-lateral da articulação.

3. **Deslocação anterior parcial do disco na parte lateral da articulação:**

Disco deslocado anteriormente na parte lateral da articulação e disco em posição superior na parte medial da articulação, sem componente lateral de deslocação do disco.

4. Deslocação anterior parcial do disco na parte medial da articulação: Disco deslocado anteriormente na parte medial da articulação e em posição superior na parte lateral da articulação, sem componente lateral de deslocação do disco.

5. Rotação anterolateral: Disco deslocado anterior e lateralmente.

6. Rotação anteromedial: Disco deslocado anterior e medialmente.

7. Deslocação lateral do disco (lateral): disco deslocado lateralmente em direção ao pólo lateral do côndilo.

7. Deslocação medial do disco (para o lado): Disco deslocado medialmente em direção ao pólo medial do côndilo.

8. Deslocamento posterior do disco: Disco deslocado posteriormente à posição de 12° no topo do côndilo.

9. Intermédio: Esta categoria é utilizada quando uma perfuração grande, uma terapia cirúrgica prévia ou uma imagem clara do disco impedem a classificação em qualquer uma das categorias anteriores

CAPÍTULO 5. DIAGNÓSTICO POR IMAGEM DA ARTICULAÇÃO TEMPOROMANDIBULAR

Imagiologia do distúrbio interno

A nossa compreensão e interesse no diagnóstico e tratamento de doentes com vários tipos de perturbações da ATM aumentou à medida que a investigação identificou anomalias estruturais e mecanismos de doença associados a algumas destas perturbações. Juntamente com estas descobertas, também se registaram progressos notáveis na imagiologia da ATM.

O tipo de imagiologia deve ser estabelecido com base em critérios de seleção. Os critérios de seleção incluem sinais e sintomas clínicos que sugerem um exame radiográfico, o que contribuiria para o diagnóstico e os cuidados adequados dos doentes.

Fornecem uma fundamentação para a seleção entre as várias modalidades de imagiologia, com o objetivo de obter as informações de diagnóstico necessárias sem exposição desnecessária do doente ou exposição à radiação. Os procedimentos de imagiologia mais adequados são aqueles que fornecem novas informações que influenciam os cuidados prestados ao doente. A seleção de um exame é influenciada por muitos factores. A decisão deve ser tomada depois de considerar a história e os achados clínicos, o custo do exame, a quantidade de exposição à radiação e os resultados de exames anteriores, bem como o plano de tratamento provisório e o resultado esperado.

Métodos de imagiologia capazes de determinar a posição do disco articular da ATM deslocado:

1. A artrografia transcraniana é útil para determinar a posição do côndilo na posição intercuspídea e postural e para descobrir a posição do côndilo em relação à eminência articular na abertura máxima da boca

2. A tomografia ajuda a determinar os estados funcionais da ATM

3. A videofluoroscopia também é útil para determinar os estados funcionais da ATM durante o movimento mandibular

4. A tomografia computorizada pode ser efectuada em vários planos e visualizada em condições variáveis que realçam os tecidos duros ou moles (janelas de osso ou de tecidos moles), podendo também fornecer imagens tridimensionais reconstruídas a partir dos dados originais. Os exames de TC são adequados para o diagnóstico de anomalias ósseas

5. A artrografia assistida por TC tem sido considerada o método de eleição para a obtenção de imagens do desarranjo interno da ATM. A localização, a forma e o movimento do disco podem ser interpretados observando a forma do material de contraste em ambos os lados do disco e o seu fluxo dentro do seu próprio compartimento à medida que o doente abre e fecha a boca. Também é útil para determinar a perfuração do disco ou da sua fixação.

6. A artroscopia é o método de eleição para espreitar a ATM e é útil na determinação da perfuração do disco.

Desde a descoberta dos raios X em 1895 por Wilhelm Conrad Roentgen, a radiografia percorreu um longo caminho. O desenvolvimento da radiografia da ATM começou no ano de 1910, quando Blair apresentou a primeira radiografia da ATM na Sociedade Médica de St.

A revisão da literatura mostra que a radiografia da ATM evoluiu de forma cíclica. São identificadas três fases distintas ao longo de um período de mais de 70 anos.

A primeira fase (1910 - 1938) durou aproximadamente 30 anos e foi caracterizada por uma intensa atividade na radiografia transcraniana da ATM. Bishop descreveu uma técnica que envolvia a projeção transcraniana lateral estereoscópica.

Lindblom descreveu uma técnica para registar a posição do côndilo mandibular dentro da fossa glenoide para obter radiografias transcranianas precisas. Ele direcionou o raio central ao longo do eixo do côndilo.

A segunda fase (1939-1976) também durou cerca de 30 anos. Petrilli, radiologista, e Gurley, dentista, foram os primeiros a realizar tomografias da ATM. A sua qualidade era notável em comparação com as radiografias em película simples.

Mais tarde, Noorgard, em 1944, em Copenhaga, provou pela primeira vez que o disco podia ser visualizado dentro do envelope do meio de contraste (artrografia). Nos 20 anos seguintes, foram publicados estudos de Larninografia, Fluoroscopia e cine-radiografia da ATM, mas a investigação radiográfica só aumentou suficientemente na década de 1970.

A terceira fase (TC, RMN e artrografia) foi a mais intensa e geograficamente diversificada na história da imagiologia da ATM. Durante este período, estavam a ser lançadas as bases para a aplicação e eventual aceitação da TC e da RMN. Foram exploradas muitas modalidades, incluindo a cinerradiografia, a radiografia de ampliação, a xeroradiografia, a ecografia óssea e a reconstrução 3D por TC da ATM.

Na segunda metade da década de 1970 e durante a maior parte do início da década de 1980, a artrografia foi a principal modalidade de imagem para o exame dos tecidos moles da ATM. Embora a artrografia da ATM tenha sido iniciada por **Noorgard em 1944**, só ganhou popularidade no final da década de 1970, quando a injeção de contraste foi efectuada sob orientação fluoroscópica e a tomografia sagital oblíqua foi realizada com o meio de contraste in situ.

A artrografia foi considerada o método de escolha para a obtenção de imagens dos distúrbios da ATM. A artrografia é a única modalidade de imagem que permite a visualização real das características da superfície da ATM. Além disso, a artrografia é a única alternativa de imagem para confirmar a presença/ausência de uma perfuração na fixação posterior do disco. Caracteriza-se pelo preenchimento do compartimento articular superior e do compartimento articular inferior aquando da injeção do corante.

Suarez e outros, em 1980, relataram pela primeira vez o estudo da TC da ATM. Estudos clínicos e em cadáveres indicaram que o exame de TC produz imagens excelentes para a avaliação da morfologia óssea. Estudos anteriores mostraram alguma promessa para a TC na deteção de desarranjos internos, mas mais tarde declinaram devido à sua resolução inferior dos tecidos moles e também devido ao aparecimento da RM. A RM substituiu completamente a TC. No entanto, a TC da ATM é o método de eleição quando as anomalias ósseas da ATM são a principal preocupação.

A investigação por ressonância magnética da ATM surgiu em 1984 e 1985. A RM tem um grande potencial, uma vez que é uma técnica de imagiologia não invasiva. Devido à sua resolução superior dos tecidos moles, a RM tornou-se a principal modalidade de imagiologia para o exame de doentes com perturbações da ATM. Para além disso, não se conhecem efeitos biológicos das ondas de rádio utilizadas. A RM é o único método único que representa diretamente o disco numa posição normal ou anormal, em vez de uma imagem indireta dos tecidos moles como espaços vazios delineados por tecido duro ou corantes radiopacos. A RM também tem a capacidade única de detetar derrames articulares.

Física de Ressonância Magnética:

História

O magnetismo é conhecido desde os tempos mais remotos. Por volta de 1000 a.C., o pastor Magnes, o progenitor epónimo, caminhava no Monte Ida, em Mysia [Turquia], e foi subitamente atraído para a terra pelas tachas das suas sandálias. Cavou para descobrir a causa e descobriu a magnetite, o que constituiu o início de uma nova era.

Dizia-se que se se podia construir com a pedra de cantaria, então até se podia destruir com ela. Mas será que se pode curar com ela? Tales de Mileto [636 a.C.] considerava a alma como produtora de movimento e acreditava que o íman e o âmbar possuíam ambos uma alma. Em 200 d.C., os médicos gregos receitavam comprimidos de âmbar para parar hemorragias e o Sacerdote da raça Samoth vendia anéis magnéticos como cura para a artrite.

[th]No início do século XX, William Conrad Roentgens descobriu os raios X [1895]. O físico holandês Pieter Zeeman observou que o campo magnético afectava os fenómenos atómicos. Ottostern e Walter Gerlach demonstraram o movimento magnético intrínseco do átomo.

A investigação subsequente de **Ishidor Rabi** e dos seus colegas levou à primeira medição direta da RESSONÂNCIA MAGNÉTICA NMR-NUCLEAR em feixes atómicos e moleculares em 1938. E, em 1944, conseguiu demonstrar a ressonância magnética num grande furo de um íman de 6 tesla. Ganhou um prémio nobre em 1964.

A Ressonância Magnética Nuclear tem sido objeto de intensa investigação desde 1936, pelo pioneiro **Comelio Goiter.** Felix Bloch e Edward Purcell relataram-na pela primeira vez em 1946. Bloch também introduziu os conceitos de tempo de relaxação longitudinal [Tl] e tempo de relaxação transversal [T2] em l946.

Erwin Halm desenvolveu o eco de spin em 1950. Em 1966, Richard Ernst e Weston Anderson introduziram a transformação de Fourier. É o momento em que se completa o arsenal técnico e analítico necessário para a imagiologia por ressonância magnética. A técnica foi aplicada aos sistemas biológicos com a mesma rapidez com que foi introduzida.

Em 1973, **Paul Lauterbur** publicou um artigo na Nature, descrevendo o princípio em que se baseava uma técnica de codificação de coordenadas espaciais através de formas conhecidas de campos magnéticos. Em 1977, **Thomas Lingun** construiu um espetrómetro de RMN suficientemente grande para envolver um braço humano. E, no espaço de um ano, quatro métodos de imagiologia por RMN foram demonstrados por quatro grupos geograficamente díspares.

máquinas em funcionamento em todo o mundo.

Princípio:

A Ressonância Magnética baseia-se em princípios físicos totalmente diferentes da tomografia computorizada, na medida em que a energia radiante tem a forma de ondas de radiofrequência e não de raios X.

Alinhamento preparatório:

O núcleo de hidrogénio é o núcleo ativo de RM utilizado na RM. É utilizado porque é muito abundante no corpo humano e porque o seu protão solitário lhe confere um grande movimento magnético. Os movimentos magnéticos dos núcleos de hidrogénio são orientados aleatoriamente quando não é detectado qualquer campo externo. Se forem colocados num campo magnético forte [Bo], os vectores magnéticos dos núcleos individuais tendem a alinhar-se com esse campo, ou seja, na direção paralela ou antiparalela, o que, mais uma vez, se anula mutuamente, mas o vetor de magnetização líquida [NMV] está na direção paralela devido ao ligeiro excesso nesta direção.

Os vectores magnéticos não são exatamente paralelos ou antiparalelos, mas processam-se em torno do campo magnético. [Esta precessão ocorre com uma frequência particular designada por frequência de precessão, cujo valor é regido pela equação de Larmor:

A frequência de precessão [WO] =lambda x Bo

Sendo [B0]=intensidade do campo magnético do íman

Lambda = constante do rácio giromagnético

O rácio giromagnético do hidrogénio é de 42,57MHz/T a 0,5 Tesla

Quando um núcleo é exposto a uma perturbação externa que tem uma oscilação semelhante à sua própria frequência natural, o núcleo ganha energia da força externa [ressonância]. A aplicação de um impulso de radiofrequência que provoca a ocorrência de ressonância é designada por excitação, uma vez que resulta na absorção de energia pelos núcleos, fazendo com que os movimentos magnéticos no interior do NMV mudem de direção. O ângulo em que o NMV se desloca para fora do alinhamento é designado por ângulo de inversão. [Fig. 4]

A magnitude do ângulo de inversão depende da amplitude e da duração do impulso de radiofrequência. Normalmente, o ângulo de inversão é de 90 graus em relação a Bo, o que dá aos núcleos energia suficiente para que a NMV longitudinal seja completamente transformada numa NMV transversal. Os NMV transversais rodam num plano transversal à frequência larmor em fase uns com os outros e induzem uma tensão na bobina.

Quando o impulso de radiofrequência termina, os núcleos de hidrogénio começam a realinhar-se na direção do campo magnético externo. A taxa a que o realinhamento é restabelecido depende da taxa a que a energia adicionada é dissipada para o ambiente circundante. O mecanismo de dissipação é designado por relaxação longitudinal [relaxação da rede], e o tempo necessário para que 63% do vetor de magnetização regresse à direção longitudinal a partir do plano transversal é designado por T1, o tempo de relaxação longitudinal.

O vetor de magnetização no plano transversal é a soma de muitos núcleos que rodam a frequências ligeiramente diferentes. A magnitude do vetor e a intensidade do sinal diminuem devido às interacções entre os campos magnéticos de núcleos adjacentes e perdem a coerência ou afastam-se do plano transversal. A taxa de perda de coerência é designada por relaxação transversal [relaxação spin-spin]. O tempo em que 63% da magnetização transversal se dissipa é definido como T2, o tempo de relaxação transversal.

Parâmetros de temporização de impulsos

Uma sequência de impulsos muito simplificada é uma combinação de impulsos de radiofrequência, sinais e um período intermédio de recuperação. É importante notar que estas sequências diagramáticas não existem de facto; apenas mostram em termos simples os parâmetros de temporização separados utilizados em sequências mais complicadas, ou seja, TR e TE.

Tempo de repetição [Tr1]

É o tempo decorrido entre a aplicação de um impulso de radiofrequência e a aplicação do impulso de radiofrequência seguinte e é medido em milissegundos [ms]. O TR determina a quantidade de relaxamento que pode ocorrer entre o final de um impulso de radiofrequência e a aplicação do impulso seguinte. Por conseguinte, o TR determina a quantidade de relaxamento de Tl que ocorreu.

Tempo de eco [TE]

É o tempo decorrido desde a aplicação do impulso de radiofrequência até ao pico do sinal induzido na bobina e é também medido em milissegundos. O TE determina a quantidade de decaimento da magnetização transversal que pode ocorrer antes de o sinal ser lido. Por conseguinte, o TE controla a quantidade de relaxamento T2 que ocorreu.

Contraste da imagem:

• Para produzir um sinal elevado [branco na imagem], tem de haver uma grande componente da magnetização no plano transversal para induzir um grande sinal na bobina.

• Para produzir um sinal baixo [escuro na imagem], deve haver um pequeno componente da magnetização no plano transversal para induzir um pequeno sinal na bobina.

• **A gordura** tem um T1 e um T2 curtos.

• **A água** tem um T1 e um T2 longos.

• **O córtex ósseo** aparece escuro em todas as sequências

• **O disco** apresenta um sinal intermitente em T1

• As imagens ponderadas em T1 são caracterizadas por gordura brilhante e água escura.

• As imagens ponderadas em T2 são caracterizadas por gordura escura e água brilhante.

• As imagens ponderadas por densidade de protões são caracterizadas por áreas com elevada intensidade

- A densidade de protões é brilhante e as áreas com baixa densidade de protões são escuras.

Ponderação:

Para demonstrar o contraste Tl, T2 ou de densidade de protões, são seleccionados valores específicos de TR e TE para uma determinada sequência de impulsos. A seleção de TR e TE adequados pondera uma imagem de modo a que um mecanismo de contraste predomine sobre os outros dois.

Ponderação Tl

Uma imagem ponderada em Tl é aquela em que o contraste depende predominantemente das diferenças nos tempos Tl da gordura e da água [e, por conseguinte, também de todos os tecidos com sinal intermédio]. Para obter a ponderação Tl, o TR deve ser suficientemente curto para que nem a gordura nem a água tenham tempo suficiente para regressar totalmente a Bo e recuperar totalmente a sua magnetização longitudinal. Quando isto ocorre, o relaxamento T1 está completo em ambos os tecidos e as diferenças nos seus tempos T1 não são demonstradas na imagem. O TC é mantido curto para que a ponderação T2 seja suprimida.

Ponderação T2

Uma imagem ponderada em T2 é uma imagem em que o contraste depende predominantemente das diferenças nos tempos T2 entre a gordura e a água [e, por conseguinte, também de todos os tecidos com sinal intermédio]. Para obter a ponderação T2, o TE deve ser suficientemente longo para dar tempo à gordura e à água para decaírem. Se o TE for demasiado curto, nem a gordura nem a água tiveram tempo para decair e, por conseguinte, as diferenças nos seus tempos T2 não são demonstradas na imagem. O TR é mantido longo para que a ponderação T1 seja suprimida.

Ponderação da densidade de protões:

Uma imagem de densidade de protões é aquela em que a diferença no número de protões por unidade de volume no doente é o principal fator determinante na formação do contraste da imagem. Para obter a ponderação da densidade protónica, os efeitos da ponderação T1 e T2 devem ser diminuídos, de modo a que a ponderação da densidade protónica possa dominar. Um TR longo permite que a gordura e a água recuperem totalmente a sua magnetização longitudinal e, por conseguinte, diminui a ponderação T1. Um TE curto não dá à gordura ou à água tempo para decair e, portanto, diminui a ponderação T2.

Em suma

Para ponderação T1: exagerar T1 -TR é curto [250 a 700 ms]

para diminuir T2 - TE é curto [10-25 ms]

Para ponderação T2: para exagerar T2 - TR é longo [60 ms +]

: para diminuir T1- TR é longo [200ms+]

Decadência T2:

Quando o impulso de excitação de radiofrequência é removido, os processos de relaxamento e decaimento ocorrem imediatamente. O decaimento T2 é o decaimento do decaimento por indução livre [F.I.D.] que se segue ao impulso de excitação por radiofrequência. Este decaimento é mais rápido do que o decaimento T2, uma vez que é uma combinação de dois efeitos: o decaimento T2 propriamente dito e o dephasing devido a inomogeneidades do campo magnético.

Sequência de impulsos Spin Echo:

Para obter imagens ponderadas em T2, é necessário remover a influência do tempo de relaxamento T2. Quando é dado um impulso de noventa graus 90° , começa imediatamente a ocorrer o dephasing. Este dephasing deve-se tanto às verdadeiras interacções spinspin T2 como às interacções devidas a não homogeneidades locais no campo magnético externo. Após um intervalo de tempo adequado, é dado um impulso adicional de 180° graus que conduz os vectores para o lado oposto do plano transversal, de modo a que os vectores se movam em direção ao ponto original e se refaçam, ou seja, os mais rápidos alcançam os mais lentos.

A partir do momento em que se inicia o rephasing, obtém-se um sinal designado por sinal de eco. De facto, este rephasing ocorre apenas para o dephasing resultante da falta de uniformidade do campo magnético. Por outro lado, o dephasing devido ao T2 verdadeiro é aleatório e irreversível e não é afetado pelo rephasing. O sinal corresponde ao desfasamento T2 que seria de esperar se o T2 não estivesse presente, ou seja, se o campo magnético principal fosse uniforme.

Recuperação por inversão:

Trata-se de uma sequência de dois impulsos utilizada para produzir imagens ponderadas em Tl. Inicialmente, é dado um impulso de $180°$ que inverte o vetor de magnetização M numa direção antiparalela de 180 graus. Com isso, não há sinal, pois não há magnetização transversal líquida. E à medida que os vectores recuperam para a posição longitudinal, ocorre desfasamento que impede o desenvolvimento do sinal. Após um intervalo de tempo denominado tempo de inversão T1, é dado um impulso de 90^0 graus que coloca os vectores no quadrante seguinte. Durante este intervalo T1, o vetor em qualquer momento recuperou uma quantidade fraccionada e quando é dado um impulso de 90^0 graus, os spins são deslocados 90 graus. A sua projeção no eixo transversal é o sinal.

Este sinal depende da sintonia de inversão T1 e da magnitude do T1 dos tecidos. O contraste da imagem entre tecidos de T1 longo e curto é determinado pelas diferenças na magnetização transversal para qualquer T1 em particular. O contraste é relativamente baixo tanto no T1 curto como no T1 longo, uma vez que, no T1 curto, foi dado pouco tempo para permitir a separação na magnetização dos vectores e no T1 longo ocorreu uma recuperação longitudinal quase completa dos diferentes tecidos T1. Por conseguinte, existe pouca diferença entre eles.

Mexer:

Se o T1 tivesse um valor particular que pudesse captar a magnetização de um determinado tecido no momento em que esta chegasse a zero, esse tecido não teria magnetização para ser transferida para os planos transversais, não emitiria qualquer sinal e apareceria negro na imagem resultante. Esta variação da sequência de recuperação de inversão é frequentemente conhecida como recuperação de inversão T1 curta [STIR IMAGE].

Esta sequência de impulsos tem sido utilizada para vários fins. Um T1 pode ser escolhido de modo que a gordura, que normalmente tem o T1 mais curto dos tecidos normais fotografados, tenha uma magnetização longitudinal que é zero ou quase zero durante o pulso de 90 graus. Uma vez que uma grande quantidade de artefactos de movimento encontrados em algumas imagens desaparece se a gordura não emitir sinal, a STIR tem sido utilizada como uma sequência de impulsos de supressão de movimento.

Geração de imagens:

Para gerar uma imagem, é necessário localizar espacialmente a origem desses sinais. Assim, um campo magnético de gradiente, que é apenas uma variação linear da intensidade magnética ao longo do campo magnético, é sobreposto ao campo magnético externo. De acordo com a frequência larmor, cada ponto ao longo de uma dada direção experimenta um campo magnético diferente. E cada ponto precessa a uma frequência correspondente a uma determinada posição espacial. Uma vez que os sinais são obtidos como uma soma de todas as frequências, é necessário determinar a amplitude do sinal originado em cada ponto particular ao longo da direção do gradiente. O método matemático utilizado para o efeito é a transformação de Fourier, que pode transformar dados de frequência em dados de posição espacial. É fornecido um gradiente para definir um corte e o segundo gradiente é rodado num intervalo de 1^0 - grau para obter projecções de 180^0 à volta do doente. Para conseguir isto, é necessário ativar três gradientes

* Seleção de **fatias**

- Codificação de **fase**

- Gradientes **de leitura**

Eco de gradiente:

Nas imagens de eco de spin padrão, o pulso de 900 é seguido por um pulso de 1800, o último dos quais se destina a causar um eco de spin. Com a aquisição de imagens de ângulo de inversão pequeno, é comum utilizar outro mecanismo para produzir o eco de rotação. Este mecanismo é alternativamente conhecido como eco de gradiente, eco de gradiente recuperado ou eco de campo rápido. Em resumo, isto equivale à substituição do impulso de 180^0 por um gradiente de campo magnético invertido. Ou seja, após o impulso de 90^0 (ou um impulso mais pequeno), em vez de utilizar o impulso de 180^0 , a direção do último gradiente de campo magnético na sequência de imagiologia é invertida. Esta manobra produz uma espécie de eco de spin.

Os ecos produzidos pela inversão de gradientes diferem em vários aspectos importantes do eco de spin produzido por 1800 impulsos de refocagem. Em primeiro lugar, o impulso de refocagem de 1800 inverte transitoriamente o efeito de desfasamento da não homogeneidade do campo magnético e dos gradientes sobrepostos, de modo que o ápice do eco de spin atinge a altura da curva de decaimento T2. Mas o eco de gradiente inverte apenas o efeito de desfasamento do gradiente, e não o da não homogeneidade do campo magnético, de modo que o ápice do eco produzido é apenas tão alto quanto a curva de decaimento $T2^*$. Por conseguinte, se todos os outros factores forem comuns, a amplitude do sinal do eco de gradiente será consideravelmente menor do que a do eco de rotação padrão. E uma vez que a curva de decaimento $T2^*$ cai mais rapidamente à medida que a não homogeneidade do campo magnético se agrava, quanto mais não homogéneo for o íman, menor será o eco de gradiente e pior será a relação sinal/ruído nas imagens subsequentes. Por conseguinte, a imagiologia de eco de gradiente não pode ser realizada com êxito num campo magnético não homogéneo.

No entanto, uma caraterística importante dos ecos de gradiente é o facto de permitirem a obtenção de imagens com pequenos ângulos de inversão. Os impulsos de 180 graus não são normalmente utilizados para formar ecos de spin após impulsos de pequeno ângulo de inversão.

Parâmetros de imagiologia

As imagens de RM podem ser alteradas para fornecer imagens óptimas de tecidos específicos que necessitem de ser visualizados. As imagens ponderadas em TI são as melhores para examinar a anatomia normal da ATM. A morfologia do disco, o padrão de sinal e a localização do disco estão bem definidos. As imagens ponderadas em T2 são as melhores para detetar inflamação e derrame da articulação e edema da medula óssea do côndilo, que aparece brilhante nas imagens ponderadas em T2.

Além disso, recomenda-se o modo CINE ou a imagiologia pseudodinâmica para examinar a dinâmica da ATM.

Utilizando bobinas de superfície dupla, ambas as ATMs podem ser visualizadas ao mesmo tempo, melhorando assim a eficiência e poupando tempo.

A RM é mais útil para estudos da articulação da ATM. Um exame de RM preferido da ATM consiste em vistas sagitais e coronais nas posições de boca fechada, parcialmente aberta e aberta. As secções coronais oblíquas mostram as fixações medial e lateral do disco ao côndilo. As secções sagitais oblíquas representam as fixações anterior e posterior do disco ao músculo pterigoide lateral e à zona bilaminar, respetivamente. A espessura das secções deve ser tão pequena quanto possível, uma vez que o número de imagens aumentará proporcionalmente com a diminuição da espessura da secção.

Westesson et al, em 1991, no seu estudo para determinar se a qualidade da RM da ATM seria melhorada através da redução da espessura das secções, concluíram que as secções mais finas revelam mais detalhes anatómicos e ajudam a melhorar a precisão do diagnóstico.

Anatomia normal da ressonância magnética:

As imagens ponderadas em TI são as mais valiosas para representar a anatomia normal da ATM. Estas imagens mostram o osso cortical como escuro a preto, com o disco articular e a fáscia densa mais pretos a cinzentos. Os músculos normais aparecem em cinza, com a gordura e a medula óssea quase brancas. Os componentes ósseos da ATM incluem o côndilo mandibular, a fossa glenoide e a eminência articular. São de cor branca com um contorno preto. Os limites ósseos incluem a vertente anterior da eminência articular, a porção timpânica do osso temporal posteriormente, o arco zigomático lateralmente e o processo temporal medialmente.

O disco fibrocartilaginoso encontra-se interposto entre o côndilo mandibular e o compartimento articular temporal. Mede aproximadamente 20 por 22 mm e é mais fino no centro do que na periferia, formando uma configuração bicôncava. Na RM os bordos são de baixa intensidade de sinal (preto), sendo o centro de intensidade um pouco mais elevada (cinzento). Na posição de boca aberta, a forma do disco é carateristicamente descrita como uma aparência de "gravata-borboleta".

A zona bilaminar dá sinal de intensidade intermédia que produz uma demarcação ténue entre o disco posterior e a zona bilaminar, embora a demarcação possa estar ausente ou diminuída em discos anormalmente posicionados.

O músculo mais intimamente associado à ATM é o músculo pterigóideo lateral. Uma vez que os músculos têm uma intensidade de sinal intermédia, distinguem-se da intensidade de sinal mais baixa do disco articular. As camadas fasciais que contêm gordura e que cobrem os músculos pterigóides laterais são mais brancas ou cinzentas do que os músculos.

O estudo de RM pseudodinâmico demonstrou que quanto maior for a abertura da boca, maior será a intensidade no tecido retrodiscal. Estes resultados reflectem a função de bombeamento de sangue do tecido retrodiscal.

Ressonância magnética para o diagnóstico de distúrbios internos:

O desarranjo interno inclui a deslocação, a fragmentação e a perfuração do disco articular. Os discos deslocados, juntamente com as lesões dos tecidos moles, incluindo o desenvolvimento anómalo dos músculos, a atrofia muscular e a tendinite, podem ser demonstrados com a RM. O líquido articular pode ser identificado através de imagens ponderadas em T2, onde aparece como uma região de hiperintensidade. Os derrames da ATM ocorrem principalmente em articulações com deslocamento do disco e estão fortemente associados à dor. O disco articular da ATM parece ser propenso a deslocamentos, sendo o mais comum o antero-medial.

Desde que **Lauterbur** produziu a primeira imagem médica de uma RMN em 1973, passaram-se 11 anos até que Helm e os seus colaboradores tentaram avaliar a JM com RMN em 1984. A qualidade da imagem nas fases iniciais foi comprometida pela baixa resolução e pelas secções espessas. As primeiras imagens de ressonância magnética da ATM sofriam de falta de nitidez e de detalhes suficientemente finos para detetar as diferenças subtis entre o osso cortical, o menisco e a fibra de fixação.

No início da década de 1980, os investigadores que utilizavam imagens de volume (bobinas de corpo) referiram que a resolução espacial da RM era inferior à da TC ou da artrografia e que não era capaz de diagnosticar perfurações da ATM ou de obter imagens da dinâmica da articulação ou do disco. A imagiologia da ATM tornou-se mais especificamente diagnóstica com a introdução de bobinas de superfície intensificadoras de imagem em meados da década de 1980.

Randall et al, em 1986, no seu estudo sobre a RM da ATM utilizando uma bobina de superfície, chegaram à conclusão de que a RM é mais exacta do que a artrografia na demonstração de alterações dos tecidos moles (deslocação do disco).

Estas melhorias na qualidade da imagem aumentaram o âmbito de aplicação da RM na imagiologia da ATM. Uma combinação de factores contribuiu para estes avanços, incluindo um conhecimento técnico mais amplo dos parâmetros de imagiologia ideais, bobinas de superfície, maior força de tesla dos ímanes supercondutores e um programa informático que melhora a imagem obtida, tanto na forma como na recolha de dados básicos.

Tasaki et al, em 1993, sugeriram que a imagiologia por RM da ATM ganhou aceitação como o método mais exato para a avaliação imagiológica dos tecidos moles da ATM. No seu estudo de doentes, verificaram que a sensibilidade da RM para o diagnóstico de perturbações da ATM era tão elevada como 95% com a utilização de um gerador de imagens de alta intensidade de campo com bobinas de superfície.

Foram introduzidas imagens em modo "Cine" que permitem o registo do movimento dinâmico da ATM de forma não invasiva e que poderão revolucionar ainda mais este campo.

Conway et al., em 1988, no seu estudo de RM dinâmica da ATM utilizando sequências flash, verificaram que em 30% dos casos a sequência contribuía com informações clinicamente significativas não disponíveis com a sequência ponderada TI padrão.

Eberhard et al, em 2000, no seu estudo de RM funcional das perturbações da ATM, concluíram que, utilizando RM semi-dinâmica adaptada ao movimento, é possível melhorar a compreensão da complexidade dos movimentos da articulação temporomandibular. A sequência também produziu uma boa resolução espacial dos tecidos moles intra-articulares, especialmente do disco articular.

No entanto, **Behr et al., em 1996,** no seu estudo para determinar o potencial de diagnóstico da RM pseudodinâmica, para a avaliação do desarranjo interno da ATM, concluíram que não havia qualquer vantagem na utilização do modo CINE, uma vez que o contraste e a resolução do modo estático eram mais elevados do que os da RM CINE e apenas em cerca de 14% dos casos a informação do modo CINE foi considerada útil para o diagnóstico da deslocação do disco da ATM.

De acordo com **Peter Som et al em 1991,** inicialmente a deslocação antero-medial era considerada mais comum. Atualmente, verificou-se que a deslocação antero-lateral ocorre tão frequentemente como a deslocação antero-medial. Isto deve-se à alteração do plano de imagem de um plano coronal verdadeiro para um plano coronal oblíquo ao longo do aspeto medio-lateral do côndilo mandibular.

As deslocações puramente laterais ou mediais são melhor apreciadas em estudos coronais. Quando o disco é deslocado medialmente ou lateralmente, puxa a cápsula da articulação entre a fossa e o côndilo mandibular, o que deve levantar suspeitas de deslocação lateral.

Manzione et al., em 1986, no seu estudo sobre a deslocação do disco, verificaram que a deslocação anterior do disco sem redução era o tipo de deslocação mais comum.

Fouchart et al, em 1998, no seu estudo de RM da ATM para determinar a prevalência do tipo de deslocação, verificaram que a deslocação anterior do disco sem redução era o tipo de deslocação mais comum, seguida da deslocação anterior do disco com redução. As alterações degenerativas foram encontradas principalmente no grupo da deslocação anterior do disco sem redução.

Quando o disco é deslocado anteriormente, a zona bilaminar é esticada. Como resultado, a demarcação entre a banda posterior e a zona bilaminar torna-se obscura. Frequentemente, ocorre uma deslocação parcialmente medial ou lateral, que pode ser detectada na vista sagital, mas que é vista com maior fiabilidade na vista coronal. Estudos demonstraram que a vista coronal acrescenta informações de diagnóstico e aumenta a exatidão do diagnóstico.

Podem ocorrer alterações morfológicas e histológicas irreversíveis nos discos cronicamente deslocados e, à medida que a banda anterior atrofia, a banda posterior engrossa e distende, dobrando-se sobre si própria.

Por vezes, em casos muito avançados, a medula óssea do côndilo é demonstrada como uma zona de hiperintensidade nas imagens ponderadas em T2, sugerindo alterações inflamatórias, e está associada a um aumento da dor e da sensibilidade na articulação.

A degenerescência óssea secundária à deslocação do disco pode ser demonstrada na RM, embora não tão claramente como numa TC.

Perfuração do disco:

O local mais comum para a perfuração do disco é imediatamente posterior ao disco, que é a zona bilaminar. A evidência mais precoce que se acredita estar associada a uma perfuração pode ser o desaparecimento da demarcação normalmente presente entre o disco articular e a zona bilaminar. A perfuração não pode ser diagnosticada com confiança na RM e a artrografia é o estudo de eleição para o diagnóstico da perfuração. Mas, segundo **Black, em 1988**, a RMN tem uma boa sensibilidade para detetar perfurações intradiscais, especialmente quando o disco está fragmentado. Mas vários estudos contradizem esta afirmação.

A RM também é útil como meio de descrever a forma do disco Uma forma bicôncava, quando a banda posterior é mais espessa do que a banda anterior, é considerada normal[16] . O alargamento da banda posterior (quando a banda posterior é mais espessa e maior no sentido ântero-posterior), a forma bicôncava invertida (quando a banda posterior é mais fina do que a banda anterior), a forma biplanar (quando as três secções do disco têm a mesma espessura), a forma biconvexa (disco em forma de corcunda) e a forma dobrada (quando o disco está dobrado no centro) são todas consideradas deformações.

Segundo **Kirkos et al em 1987**, a posição anterior do disco em indivíduos assintomáticos pode ser um fator de predisposição para disfunções da ATM ou simplesmente uma variante anatómica. Isto foi sugerido com base no seu estudo, no qual descobriram que 32% das articulações assintomáticas apresentavam uma posição anterior do disco na RM.

Donolon et al., em 1987, no seu estudo após comparar a RM, a tomografia e a artrografia para a deslocação do disco, concluíram que a RM era tão exacta como a artrografia na confirmação da deslocação do disco, enquanto a RM era mais exacta no diagnóstico da artrose grosseira do que a tomografia.

Sanchez-Woodsworth et al, em 1988, no seu estudo, descobriram que quase 50% dos seus doentes apresentavam imagens de RM de desarranjos internos bilaterais da ATM e, por conseguinte, concluíram que existe uma elevada probabilidade de desarranjo interno bilateral em doentes com sintomas de desarranjo interno.

Kertens et at, em 1989, descobriram no seu estudo que a RMN pode diagnosticar com êxito a deslocação anterior parcial do disco, enquanto a artrografia não consegue distinguir entre deslocação parcial e completa do disco. Além disso, o prognóstico da deslocação anterior parcial do disco é melhor do que o da deslocação anterior completa do disco.

Larheim el al, em 1991, apresentou um caso de um paciente com artrite reumatoide conhecida em outras articulações que não a ATM. No espaço de 7 meses, o doente desenvolveu sintomas da ATM e a RM diagnosticou uma deslocação anterior do disco. Foi proposta uma teoria: a destruição da ligação posterior por pannus era a principal razão para a deslocação do disco.

Paesani et al, em 1992, no seu estudo, descobriram que quase 80% dos pacientes com sinais e sintomas de desordens cranio-mandibulares têm diferentes formas de desarranjo interno, sendo a deslocação anterior do disco sem redução a forma mais comum.

Tasaki et al, em 1992, no seu estudo para determinar a exatidão diagnóstica, a sensibilidade e a especificidade da RM da ATM na avaliação da posição do disco, das formas do disco e das alterações nos componentes ósseos, utilizando os planos sagital e coronal, concluíram que a RM era 95% exacta na avaliação da posição do disco e das formas do disco e 95% exacta na avaliação das alterações ósseas.

Rao et al, em 1993, descobriram que o disco da ATM pode estar preso numa posição normal ou deslocada e limita o grau normal de translação condilar, levando à restrição da abertura da boca.

Westesson et al, em 1993, no seu artigo de revisão da fiabilidade e validade do diagnóstico por imagem das disfunções temporomandibulares, afirmou que a RMN tem a maior precisão de diagnóstico e está a emergir como a principal técnica de diagnóstico por imagem em doentes que apresentam sinais e sintomas clínicos de disfunções da TMI.

Shehab et al., em 1993, utilizaram a RMN na avaliação pré-cirúrgica dos distúrbios internos da ATM e concluíram que os resultados da imagiologia eram absolutamente exactos no que diz respeito à patose articular degenerativa e à rutura capsular e 87,5% exactos no diagnóstico da deslocação do disco.

Dorsay et al, em 1994, com base no seu estudo, propuseram que o complexo discoligamentar é mais claramente visto em estudos de movimento porque o olho é mais sensível a uma série de imagens em movimento. Além disso, descobriram que o modo cine permite avaliar o ponto exato de recaptura nos deslocamentos dentro do ciclo da mandíbula, permitindo uma terapia adequada com aparelhos.

Sano et al, em 1995, verificaram que existia uma associação significativa entre a dor e o aumento do sinal ponderado em T2 do tecido retrodiscal e, por conseguinte, concluíram que o sinal médio ponderado em T2 do tecido retrodiscal é mais elevado nas articulações dolorosas do que nas articulações não dolorosas.

Leidberg et al, em 1996, com base no seu estudo de avaliação baseada em provas de três métodos de imagiologia para a ATM, concluíram que a RM era o método de eleição para diagnosticar a posição do disco. A artrografia tinha um resultado de diagnóstico mais elevado para a posição anterior do disco, mas tinha a desvantagem de ser um método invasivo, enquanto a TC não era muito sensível.

Riberio et al, em 1997, com base no seu estudo, concluíram que a deslocação do disco é relativamente comum em voluntários assintomáticos e está altamente associada a doentes com disfunção da articulação temporomandibular.

Kamelchuk et al., em 1997, referiram, com base no seu estudo, que a tomografia é inadequada como teste de diagnóstico para os distúrbios internos da ATM e consideraram a RM como um padrão de excelência para a imagiologia.

Chotigul et al, em 1997, no seu estudo para correlacionar as características clínicas com os achados de RM em doentes com deslocação do disco da ATM, descobriram que a dor sobre a articulação e os sons articulares eram os sinais mais predominantes de deslocação do disco da ATM. Além disso, as alterações mais extensas dos tecidos moles e duros foram encontradas em doentes com deslocação anterior do disco sem redução.

Toyoma et al, em 2000, realizaram uma artrografia por ressonância magnética para avaliar a utilidade da técnica na imagiologia da articulação temporomandibular patológica e concluíram que esta parecia ser uma modalidade de imagem promissora na deteção de aderências e perfurações da ATM.

T Sano, em 2000, na sua análise das alterações do tecido retrodiscal na RM, afirmou que a diminuição dos sinais ponderados em Tl nos tecidos retrodiscais não está relacionada com a dor na ATM, mas o aumento do sinal de RM na imagem ponderada em T2 era sugestivo de maior vascularização e pode refletir dor na ATM.

Yoshida et al., em 2000, no seu estudo para determinar a correlação da deformação do disco de flexão durante os movimentos da mandíbula com sinais e sintomas clínicos em doentes com deslocação anterior do disco da ATM numa RM pseudodinâmica, descobriram que a deformação ascendente do disco estava mais frequentemente associada à ausência de som da ATM, à presença de dor na ATM, à restrição da abertura da mandíbula e ao aumento da extensão da deslocação anterior e da deslocação anterior do disco sem redução do que a deformação descendente do disco.

Nebbe et al., em 2000, no seu estudo, verificaram que todas as formas de deslocação anterior e rotacional do disco eram mais prevalentes na amostra feminina do que na masculina e que a deslocação lateral ocorria mais frequentemente na direção lateral do que na direção medial.

CAPÍTULO 6. VANTAGENS E DESVANTAGENS DA I.R.M.

Vantagens:

1) Melhor contraste dos tecidos moles - A RM apresenta um excelente contraste dos tecidos moles em comparação com a TC. Pode diferenciar entre estruturas de tecidos moles como músculo, gordura, estruturas neuro-vasculares ou linfóides.

2) Não utiliza qualquer forma de radiação ionizante, pelo que todos os riscos associados são evitados, como a alteração da função celular, as alterações somáticas e genéticas, a descamação da pele e o eritema.

3) É capaz de efetuar imagiologia multiplanar, ou seja, as imagens são obtidas nos planos axial, coronal e sagital, ao contrário da TC, que apresenta uma dependência preliminar do plano transaxial para a obtenção de imagens.

4) A RMN não é invasiva.

5) Nenhum perigo biológico conhecido.

6) Podem ser obtidas imagens de voluntários de controlo normais.

7) Possibilidade de caraterização de tecidos e medição de imagens de fluxo sanguíneo.

8) Possibilidade de visualizar os tecidos na sua função

9) A imagiologia vascular pode ser efectuada de forma não invasiva para obter imagens da morfologia do sistema vascular (angiografia por RM).

Desvantagens:

1) Falta de sinal do osso cortical, uma vez que o osso cortical normal não produz qualquer sinal e aparece negro na RM.

2) As limitações da sua utilização são em doentes com pacemakers cardíacos, implantes espinais, clips aneurismáticos ou corpos estranhos metálicos, uma vez que estes objectos metálicos interferem com o procedimento de imagiologia.

3) Cooperação reduzida do doente, procedimento demorado devido ao facto de o doente poder apresentar movimentos e resultar em artefactos. A cooperação do doente é reduzida devido à claustrofobia provocada pela câmara fechada e pelo ruído constante que lhe está associado.

4) É muito caro e os serviços não estão facilmente disponíveis.

5) Muitas opções de protocolo.

6) É essencial uma escolha correcta dos parâmetros da máquina.

7) Dificuldade em gerir e monitorizar os doentes em estado crítico.

Printed by Books on Demand GmbH, Norderstedt / Germany